MODAK – Modalitätenaktivierung in der Aphasietherapie

Luise Lutz

MODAK – Modalitätenaktivierung in der Aphasietherapie

Ein Therapieprogramm

3. Auflage

Mit 27 Abbildungen

Mit 172 Situationsbildern, gezeichnet von Inga Ortmann-Röpke

Mit einem Geleitwort von Prof. Martina Hielscher

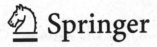 Springer

Dr. Luise Lutz
Alexander-Zinn-Straße 13
22607 Hamburg

ISBN 978-3-662-48206-3   978-3-662-48207-0 (eBook)
DOI 10.1007/978-3-662-48207-0

Die Deutsche Nationalbibliothek verzeichnet diese Publikation in der Deutschen Nationalbibliografie; detaillierte bibliografische Daten sind im Internet über http://dnb.d-nb.de abrufbar.

Umschlaggestaltung: deblik Berlin
Fotonachweis Umschlag: © magann, fotolia
Zeichnungen: Inga Ortmann-Röpke, Lübeck

Gedruckt auf säurefreiem und chlorfrei gebleichtem Papier

Springer-Verlag GmbH Heidelberg Berlin ist Teil der Fachverlagsgruppe Springer Science+Business Media
www.springer.com

Geleitwort zur 3. Auflage

Das Therapiekonzept MODAK von Dr. Luise Lutz hat eine lange Tradition und Geschichte – und zudem weist es eine hohe Aktualität vor dem Hintergrund moderner Hirnforschung auf: Multimodalität der neuronalen Stimulierung, eine enge Verknüpfung von Produktion und Rezeption sowie die affektive Relevanz und individuelle Bedeutsamkeit der zu lernenden Inhalte und Materialien werden in der aktuellen neuropsychologischen und neurolinguistischen Rehabilitation als wesentliche Komponenten adäquater Behandlungskonzepte gesehen.

Frau Lutz arbeitet schon seit über 30 Jahren nach einem Konzept, das eben diese Prinzipien einsetzt, um auch schwer erkrankte Aphasiepatienten mit wenig bis keiner Sprachproduktion wieder an die verbale Kommunikation heranzuführen. Sie beschreibt in der 3. Auflage ihres Therapiebuches noch einmal differenzierter ihr programmatisches Vorgehen für die parallele Aktivierung sprachlicher Informationen in den verschiedenen Modalitäten des Sprechens und Verstehens, des Lesens und Schreibens und verknüpft diese sprachverarbeitenden Prozesse im Grundprogramm mit routinierten Handlungen (zeigen, geben).

Das Konzept ist speziell auf die Therapie schwer bis mittelschwer beeinträchtigter Aphasiepatienten zugeschnitten und will die Reaktivierung schwer zugänglich gewordener sprachlicher Konzepte und Prozesse fördern; unzugänglich gewordene sprachliche Inhalte sollen deblockiert werden. Lutz greift damit eine traditionelle Sicht der aphasischen Störung als »Sprachblockade«, als einer Funktionsstörung neurophysiologischer Prozesse auf, wie sie schon von Irina und Egon Weigl formuliert wurde, grenzt sich in ihrer Arbeit aber auch ganz explizit in wesentlichen Punkten von dem klassischen Therapiekonzept ab. Der zugrunde liegende Pathomechanismus wird nicht in einem Verlust sprachlicher Repräsentationen und Fähigkeiten gesehen, welcher den Wiedererwerb dieser Inhalte notwendig machen würde und das Neulernen eines festen Itemsets mit hochfrequenten Itemwiederholungen

und massierten Hilfen impliziert. Lutz geht von einer Schwächung der Verbindungen sprachlicher Repräsentationen mit anderen Wissensbereichen und zwischen verschiedenen sprachlichen Ebenen und Modalitäten aus. Im Rahmen einer solchen Annahme gestörter sprachlicher Prozesse, die auf verteilten, eher holographischen Repräsentationen und stark verknüpften neurophysiologischen Repräsentationen beruhen und einen eher ganzheitlichen Abruf implizieren, gründet ihr Therapiekonzept daher auf der Reaktivierung sprachlicher Prozesse, entsprechender Repräsentationen und ihrer Verbindungen. Auch MODAK arbeitet, wie manche anderen aktuellen Konzepte, mit häufigen Wiederholungen im Grundprogramm. Allerdings betreffen die Wiederholungen nicht einzelne, isoliert zu übende Wörter, sondern definierte sprachliche Prozesse. Es wird in systematischer Weise die Funktion der verschiedenen sprachlichen Modalitäten kombiniert und mit Handlungen verknüpft, bevor schließlich eine relevante kommunikative Einbettung und Verwendung der Items folgt.

Die theoretische Ableitung der wichtigsten Therapieprinzipien (parallele Aktivierung verschiedener Modalitäten, Hemmung irrelevanter Items und Prozesse zur Selektion, Bahnung sprachlicher Prozesse im Kontext elizitierter Kommunikation, Arbeit von Anfang an auf der Phrasen- und Satzebene) wird in dieser 3., überarbeiteten und erweiterten Auflage des Buches sehr viel expliziter als in den Fassungen von 1997 oder 2008. Das MODAK-Grundprogramm wird zunächst ausführlich dargestellt und ist mit vielen zusätzlichen Tipps zum konkreten Vorgehen angereichert. In den Erweiterungen, die in den Kapiteln 3 bis 6 ausgeführt sind, geht die Autorin dann auf mögliche komplexere Formen ein, deren Einüben häufig auf eine kurze Durchführung des Grundprogramms folgt. Die grammatischen Variationen werden hinsichtlich ihrer kognitiven Anforderungen (Umstellungen verschiedener Satzelemente, Variation grammatischer Morpheme) gesteigert und im Kontext sinnvoller Elizitationen im Gespräch dargestellt. Hier liegt sicher eine große Herausforderung an die Therapeutin / den Therapeuten, möglichst zielführende Gespräche zu führen, die vor allem die Form der elizitierten Äußerung korrekt berücksichtigen. Einige Beispiele sind im Text jeweils aufgeführt. Mancher Leser mag hier etwas mehr vorgegebene Dialoge erwarten, die Frau Lutz aber im Rahmen von Workshops jeweils anbietet.

Seit dem Erscheinen des Therapiekonzeptes MODAK von Luise Lutz vor nunmehr über 20 Jahren sind ihre Kurse, die sie an der Universität Bielefeld und in kooperierenden Kliniken der Umgebung in OWL anbot, immer als äußerst anregend und kenntnisreich erlebt worden. So hat ihr multimodales Vorgehen viele Anhänger in unserer Region wie auch im gesamten deutschsprachigen Raum gefunden. Im Studiengang der Klinischen Linguistik an der Universität Bielefeld gehört MODAK seither zum festen Lehrkanon und ist in einer Vielzahl von Einzelfallstudien zum Vorgehen in der Akut- und Postakutphase im Rahmen von Bachelor- und Masterarbeiten evaluiert worden.

Auch wenn die Autorin als Zielgruppe für das Vorgehen und Material ursprünglich Patienten mit schweren und mittelschweren Aphasien beschreibt, die die störungsspezifische Übungsphase erreicht haben, wird es zunehmend bei Patienten in der akuten Phase eingesetzt und mit großem Erfolg durchgeführt. Diskussionen mit der Autorin, die über ein fundiertes theoretisches Wissen und über äußerst reichhaltige Erfahrungen in der Praxis verfügt, haben sich immer wieder als sehr hilfreich und anregend erwiesen und zeigen die Flexibilität und Kreativität des Ansatzes, der einen wesentlichen Baustein heutiger Aphasietherapie für mittelgradige bis schwere Störungsbilder liefert.

Die 3. Auflage des MODAK-Konzeptes zeigt eine Reihe von Bezügen zur aktuellen Aphasieforschung und zur Neurophysiologie auf und ist in der nochmals überarbeiteten Form didaktisch noch besser aufbereitet und theoretisch stärker fundiert worden. Das Verfahren, das inzwischen auch international wahrgenommen und weiterentwickelt wird, wird sicher weiterhin mit Recht seinen Platz im Bereich der modernen Aphasietherapie behaupten können.

Martina Hielscher-Fastabend
(Dipl.-Psych., Klinische Linguistin an der Universität Bielefeld)

Vorwort zur 3. Auflage

Obwohl das MODAK-Konzept schon vor ca. 30 Jahren entstand, scheint es berechtigt, es noch einmal neu darzustellen.

Die Annahmen, auf denen es basiert, geraten in den Bereichen der Kognitionswissenschaft und der Aphasietherapie heute immer mehr in den Blick: In der Therapiediskussion steht der Patient mit seinen Interessen, Motiven und Lebensumständen stärker als früher im Mittelpunkt. In den Neurowissenschaften wird heute die ständige Wechselwirkung zwischen Gehirn und rationalem wie emotionalem Verhalten diskutiert und mit bildgebenden Verfahren dokumentiert. Die Neurolinguistik bezieht Erkenntnisse aus der Neurophysiologie und Neurobiologie in ihre Untersuchungen ein. Zur Zeit der Entstehung von MODAK gab es kaum Überlegungen dieser Art, aber entsprechende Tendenzen waren in vielen psycholinguistischen und sprachpsychologischen Arbeiten erkennbar und faszinierten mich schon damals. MODAK scheint heute zeitgemäßer zu sein als zur Zeit seiner Entstehung – was wohl auch zur ständig wachsenden Nachfrage nach MODAK-Seminaren beiträgt.

Ein weiterer Anlass für diese neue Auflage ist, dass sich das »Grundprogramm« (GP) – sicher das bekannteste MODAK-Teilstück – im Laufe der Jahre in gewissem Sinn selbstständig gemacht hat: Wie bei »Stiller Post« wurde es in immer neuen Variationen unter den Therapeuten weitergegeben. Ich habe nun ausführlicher als in den beiden letzten Auflagen beschrieben, wie und aus welchen Gründen die einzelnen Therapieschritte des GP durchgeführt werden sollten. Es ist wichtig, dass das therapeutische Vorgehen beim Grundprogramm mit seinen theoretischen Hintergründen richtig verstanden wird, denn es bildet die Basis für alle weiteren Therapieschritte des MODAK-Konzeptes (nicht umsonst sprechen wir von GRUNDprogramm!). Wie ein roter Faden zieht sich das gleiche Vorgehen durch das gesamte Konzept und bündelt dabei zwei Aspekte, die beide gleich wichtig sind.

Der eine Aspekt betrifft die **sprachliche Arbeit:** In jeder Sitzung geht es um ein intensives Trai-

ning der spracherzeugenden und -verarbeitenden Prozesse mit dem Ziel, die Basisstruktur von S-V-O-Sätzen zu automatisieren (▸ Kap. 2) und sie in kleinen Schritten über Satzerweiterungen (▸ Kap. 3) und den Umgang mit komplexeren Grammatikstrukturen (▸ Kap. 4) bis zum freien Jonglieren mit Satzstrukturen und Textmengen (▸ Kap. 5) zu erweitern – in Manfred Spitzers Worten: Es geht darum, die »Trampelpfade«, die sich die elektrischen Impulse durch das Gehirn bahnen, zu aktivieren und in immer komplexeren Verzweigungen zu automatisieren, entsprechend der individuellen sprachlichen Fähigkeiten jedes Patienten.

Die Art, wie dies geschieht, betrifft den zweiten, den **kommunikativen Aspekt:** Vom ersten Kontakt mit global betroffenen Aphasiepatienten bis zu Gesprächen mit Patienten, die ihre Sprache (fast) wiedererworben haben, sind (therapeutische) Dialoge das Mittel, zwischen Patienten und Therapeutin eine Atmosphäre entspannter, positiver Konzentration herzustellen, die die Patienten gleichzeitig beruhigt und anregt. In solchen Gesprächen erleben die Patienten, dass man fast ohne Worte oder nur mit wenigen Worten, mit unvollständigen Sätzen und abweichender Artikulation über interessante Themen miteinander kommunizieren kann (in Ernst Pöppels Worten: »ein gemeinsames Bewusstsein teilen kann«). Der Mut, der dazu gehört, als Aphasiepatient im Bewusstsein der eigenen unvollkommenen Sprache in einer wortgewandten Umgebung mitzureden, eine Frage zu stellen oder zu beantworten, eine Information weiterzugeben, kann in solchen Gesprächen allmählich aufgebaut werden (▸ alle Kapitel).

Dabei kommt es nicht nur darauf an, **dass** Gespräche geführt werden, sondern auch, **worüber** sie geführt werden. Die Ergebnisse der neueren Hirnforschung zeigen, dass unser gesamtes Verhalten unser Gehirn aktiviert: Was uns bewegt, was unser Interesse, unsere Gefühle weckt, kann uns zur Sprache anregen. Wenn schwer betroffene Patienten schon in den ersten Sitzungen durch Zeitungsschlagzeilen und -bilder erfahren, was in ihrer Umgebung und der weiten Welt geschieht, und sich darüber Gedanken machen, verlieren sie leichter das oft mit Aphasie verbundene Gefühl der Isolation und werden zum selbstständigen Handeln motiviert.

Für diese Arbeit mit Zeitungen und Texten (► Kap. 5) sollte eine gewisse Vorbereitungszeit eingeplant werden – zumindest von solchen Therapeuten, für die diese Art der Therapie neu ist. Bei dem Zeitdruck, unter dem wir Therapeuten stehen, ist es sicher eine Herausforderung, selbstständig Übungen, Dialoge und Texte zu entwerfen. Ich hoffe, dass Sie als Therapeuten diese Arbeit nicht nur als belastend empfinden, sondern auch spüren, dass sie Ihre Wahrnehmung schärft, Ihre Kreativität und Ihren Witz anregt und Sie wie Ihre Patienten aufmuntert und lebendig hält.

Ich danke der Lektorin, Stephanie Kaiser-Dauer, sowie Katharina Wagner und Ute Meyer vom Springer-Verlag für Ihre freundliche Hilfe und geduldigen Versuche, meine Wünsche mit den Möglichkeiten des Springer-Verlags in Einklang zu bringen. Inga Ortmann-Röpke danke ich sehr für ihre schnelle Zustimmung, uns weitere Zeichnungen von der uns inzwischen so vertrauten MODAK-Bevölkerung zu schicken. Meiner dänischen Kollegin Karina Loenborg bin ich sehr dankbar für ihre Übersetzung meines MODAK-Buches ins Dänische und für ihre Begeisterung und Tatkraft, mit der sie MODAK in ganz Dänemark bekannt macht. Sehr glücklich und dankbar bin ich, dass Karinas Kollege Kim Rune Hansen, dänischer Neuropsychologe, mit theoretischen Überlegungen zu MODAK zu uns gestoßen ist und unser Dreierteam zu einer ersten praktischen Erweiterung des MODAK-Konzeptes inspiriert hat. Ein großer Dank an Wolfgang Schlote für seine hilfreichen Kommentare zur neueren neurologischen Forschung.

Mein größter Dank gilt meinen Patienten, die mit so liebenswürdiger Geduld und Motivation alle Mühen der Therapie immer wieder bereitwillig auf sich nehmen. Ohne sie hätte ich MODAK nicht entwickeln können.

Luise Lutz
Hamburg, im August 2015

Die Autorin

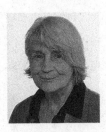

Dr. Luise Lutz

- Dr. Luise Lutz studierte Linguistik (Schwerpunkt Neurolinguistik/Patholinguistik) sowie Sprachheilpädagogik an den Universitäten Hamburg, Edinburgh, Paris und Brüssel
- Sie lehrte 15 Jahre Neurolinguistik/Patholinguistik an den Universitäten Hamburg, Bremen, Osnabrück und der Humboldt-Universität Berlin
- Seit vielen Jahre hält sie Seminare vor allem in Deutschland, Österreich und Dänemark zu den Themen »Aphasietherapie« und »Umgang mit Aphasie«
- Sie arbeitet seit 1979 als Klinische Linguistin in der neurologischen Rehabilitation und hat ein weit verbreitetes Aphasietherapie-Konzept (MODAK) entwickelt
- Seit 1996 therapiert sie in eigener Praxis in Hamburg
- Langjährige Tätigkeit in der Aphasiker-Selbsthilfe
- 2003 Bundesverdienstkreuz

Inhaltsverzeichnis

Das MODAK-Konzept

Luise Lutz

L. Lutz, *MODAK – Modalitätenaktivierung in der Aphasietherapie*,
DOI 10.1007/978-3-662-48207-0_1, © Springer-Verlag Berlin Heidelberg 2016

» Geistige Tätigkeit, aber auch Gefühle und Erlebnisse
in zwischenmenschlichen Beziehungen haben
im Gehirn biologische Veränderungen zur Folge.
(Bauer 2008, S. 61)

1.1   Überblick

Der Name »MODAK« = »**Mod**alitäten-**Ak**tivierung« bezieht sich auf die **Art des therapeutischen Vorgehens:** Bei
jedem Therapieschritt verknüpfen wir unterschiedliche
sprachliche Aktivitäten – die **Modalitäten Sprechen / Verstehen / Lesen / Schreiben** –, um sie durch diese Verknüpfung zu deblockieren. Verknüpfung soll Prozesse **aktivieren,** und diese ständig wiederholte Aktivierung soll Pro-

zesse **automatisieren**, denn automatisierte Prozesse funk-
tionieren auch außerhalb der Therapie.

Der Name »MODAK« drückt gleichzeitig ein **therapeutisches Konzept** aus: Die Therapie setzt nicht an
der Oberfläche an, bei den gestörten Wörtern und Sätzen,
sondern soll die mehr oder weniger gestörte **Maschinerie
der spracherzeugenden und sprachverarbeitenden
Netzwerke** erreichen, die sich hinter den Bezeichnungen
»Sprechen«, »Verstehen«, »Lesen« und »Schreiben« ver-
birgt.

Im Mittelpunkt stehen dabei immer die **Anregung zur
Kommunikation** und ein **enger Bezug zu allem, was in
der Welt passiert.** Dabei richtet sich das therapeutische
Vorgehen wesentlich nach den **individuellen Interessen
und Lebensumständen der Aphasiker.**

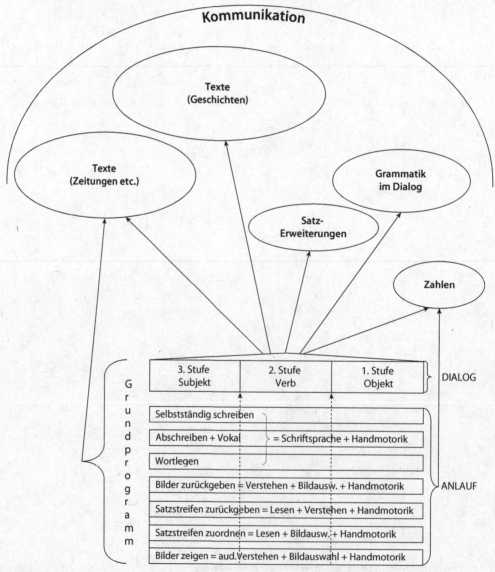

■ **Abb. 1.1** MODAK-Therapiekomponenten im Überblick

1.1.1 Bestandteile

Das MODAK-Konzept umfasst verschiedene Therapie-komponenten, die – ausgehend vom Grundprogramm – das Ziel haben, die Probleme unterschiedlich schwer betroffener Aphasiepatienten systematisch zu verringern. Die Komponenten werden im Folgenden erläutert, ◘ Abb. 1.1 gibt einen Überblick.

■ Das Grundprogramm (GP)

Das GP ist ein systematisch aufgebautes Übungsprogramm, mit dem versucht wird, bei **schwer (global) betroffenen Aphasikern** minimale sprachliche Reaktionen auf der Basis der Grundstruktur S-V-O zu deblockieren. Das GP bildet in der Anfangsphase der Therapie den Schwerpunkt der sprachlichen Übungen, durch die **alle sprachlichen Modalitäten** in wechselnden Kombinationen, unterstützt durch Situationsbilder, aktiviert, trainiert und möglichst automatisiert werden sollen.

■ Satzerweiterungen: Jonglieren mit Worten

Diese dialogischen Übungen schließen direkt an das Grundprogramm an: Sie bauen – weiterhin mit der Grundstruktur S-V-O und unterstützt durch Situationsbilder – auf dem System des GP auf, gehen aber mit **Satzverlängerungen, Erweiterungen der Satzkonstituenten, Wortumstellungen und einfachen Konjugationen** darüber hinaus und erweitern so die mündlichen kommunikativen Fähigkeiten.

■ Grammatik im Dialog: Jonglieren mit Worten und Strukturen

Eine Serie von Übungen in Dialogform für mittelschwer und leichter betroffene Aphasiker. Sie trainieren eine Auswahl der vielfältigen grammatischen Prozesse, die für den korrekten Einsatz aller sprachlichen Modalitäten nötig sind.

■ Texte – Jonglieren mit Worten, Strukturen und Textmengen

Der Umgang mit Texten soll schon in der Anfangsphase der Therapie den schwer betroffenen Aphasikern den Zugang zur Welt ermöglichen, zunächst als Ergänzung zum Grundprogramm in Form von Übungen auf der Wortebene bzw. Satzebene zu Zeitungsschlagzeilen oder Bildern, später in Form von Übungen zu stark vereinfachten Zeitungstexten und Geschichten, neben mündlicher/schriftlicher Kommunikation zu diversen Themen. Weniger schwer Betroffene gelangen schrittweise zum selbstständigen Umgang mit Originaltexten.

■ Einstieg in das Jonglieren mit Zahlen

Schon in der Anfangsphase der Therapie beginnt die Arbeit mit Zahlen, die dem Vorgehen des Grundprogramms ähnelt und in spielerischer Form zum besseren Umgang mit Zahlen hinführen soll.

1.1.2 Patienten

Das MODAK-Vorgehen ist **für alle schwer, mittelschwer oder leicht betroffenen Aphasiepatienten aller Syndrome** geeignet, die fähig sind, sich mindestens 30 Minuten lang mit Bildern oder Texten zu beschäftigen.

Die unterschiedlichen Therapiekomponenten ermöglichen ein gezieltes Eingehen auf die verschiedenen Schweregrade und Störungsbereiche:

Patienten, die an **schweren flüssigen oder unflüssigen Aphasien** leiden, sollten in jeder Sitzung mit dem Grundprogramm arbeiten. Aber diese systematische Arbeit sollte in jeder Therapiesitzung durch andere kurze Therapie-Abschnitte ergänzt werden, die die Patienten anregen, entspannen, ihren Wünschen und Interessen entsprechen und sie mit den Ereignissen in der Welt verbinden, wie z. B. die (stark vereinfachte) Arbeit mit Zeitungen und die Kommunikation über aktuelle und individuelle Themen, die durch Zeichnungen und Gestik unterstützt wird.

Mittelschwer und leichter betroffene Aphasiker, denen der Umgang mit Verben oder anderen grammatischen Elementen schwerfällt, können anfangs noch von Übungen mit dem Grundprogramm und dessen Erweiterungen profitieren, sollten aber baldmöglichst in Grammatikdialogen einen flexibleren Umgang mit Satzstrukturen automatisieren. Ebenso wichtig ist für sie die möglichst selbstständige Arbeit mit Texten jeder Art und die selbstständige mündliche und schriftliche Kommunikation über aktuelle und individuelle Themen.

1.1.3 Therapieziele

Bei schweren und mittelschweren Störungen kann das Therapieziel nicht die normale Sprache sein. Sie ist, wenn überhaupt, erst in einem viel späteren Stadium erreichbar.

Als realistisch erscheint das Ziel,
- so schnell wie möglich
- bei möglichst geringer Belastung
- die bestmögliche Kommunikationsfähigkeit

zu erreichen.

Dieses Ziel muss für jeden Aphasiker individuell gesehen werden. Es liegt immer etwas über seinen aktuellen Sprachfähigkeiten und verändert sich ständig, seinen Fortschritten entsprechend, in Richtung normaler Sprache.

Damit dieses Ziel – bestmögliche Kommunikation – erreicht werden kann, sollte in der Therapie versucht werden,

- die zugrunde liegenden **neurophysiologischen Störungen** der spracherzeugenden und -verarbeitenden Prozesse der
  - Hemmung,
  - Aktivierung,
  - Parallelität
  zu verringern,
- die **semantischen / syntaktischen / phonologischen Grundstrukturen** so weit wie möglich wiederherzustellen,
- die **kommunikativen Fähigkeiten** so weit wie möglich wieder aufzubauen.

Das dritte Ziel ist vorrangig: Es geht bei schwer betroffenen Aphasikern zunächst darum, sie mit ihrer Umgebung – und mit der Welt – wieder in Kontakt zu bringen. Dabei sollten alle Kommunikationsmöglichkeiten ausgenützt werden: Gestik, Zeichnen, mündliche und schriftliche Ein-Wort-Äußerungen etc. Auf artikulatorische oder orthographische Korrektheit, sogar auf völlig richtige Wortwahl kommt es nicht an.

Für weniger schwer Betroffene ist das ehrgeizige Ziel der unbewusste, mühelose, d. h., »normale« Umgang mit der Sprache. Dieses Ziel kann nur erreicht werden, wenn die vielen lexikalischen, grammatischen, artikulatorischen und kommunikativen Probleme **schrittweise** gelöst werden.

Für uns Therapeuten ergibt sich ein weiteres Ziel: Wir müssen versuchen, die Therapie so attraktiv und lebendig zu gestalten, dass die Patienten Lust haben mitzumachen – ganz gleich, wie stark sie betroffen sind. Sprache entsteht nicht bei verbissenem Üben, sondern am besten in einer Stimmung, in der Konzentration und Entspannung in Balance sind. Mit dem MODAK-Vorgehen wird versucht, für die Patienten immer wieder Momente zu schaffen, in denen sie hinter den Problemen der Sprache die Welt wiederfinden.

1.2   Theoretische Aspekte

» Der überraschende gemeinsame Nenner der verschiedenen Formen von Aphasie sind die durchgängig zu findenden Anzeichen, dass der Patient die Sprache nicht wirklich »verloren« hat; ... die Störungen betreffen ursächlich bestimmte Hirnfunktionen. (Lenneberg 1972, S. 253)

1.2.1   Psycholinguistische Modelle

Im letzten Drittel des 20. Jahrhunderts führte in der Chomsky-Nachfolge eine erweiterte Forschung der spracherzeugenden und -verarbeitenden Prozesse zur Entwicklung diverser psycholinguistischer Modelle, die nach ihrer Beschreibung der Sprachverarbeitung in zwei Gruppen zusammengefasst werden können:

- **Serielle Modelle:** Neben dem frühen und seitdem weit verbreiteten Logogenmodell (Morton 1964; Morton u. Patterson 1980), das den theoretischen Hintergrund der multimodalen Einzelwortverarbeitung erklärt, gibt es diverse serielle Sprachproduktionsmodelle (z. B. Garrett 1980; Butterworth 1985; Levelt 1989), die unter Einbeziehung der Syntax zeigen, wie Sätze über verschiedene Prozessebenen / Module entstehen. Eine Erkenntnis daraus: Aphasische Fehler können häufig erst durch den Satzzusammenhang erklärt werden, d. h., durch die fehlende Zusammenarbeit mehrerer Prozessebenen / Module.)
- **Interaktive Aktivierungsmodelle** beschreiben, wie die Sprachverarbeitung in Netzwerken stattfindet, die auf linguistischen Ebenen / Modulen angeordnet sind und den Informationsfluss durch (u. a. parallele/ simultane) Aktivierung und Hemmung steuern (McClelland u. Rumelhart 1981; Stemberger 1981; Dell 1986).

Diese Modelle (s. dazu z. B. Ellis u. Young 1991; Dijkstra u. de Smedt 1996; Müller u. Rickheit 2003; Tesak 2006) prägten die Vorstellung von der komplizierten Maschinerie der sprachlichen Regelkreise, die zu großen Systemen zusammengeschlossen sind. Obwohl die seriellen und interaktiven Modelle häufig als gegensätzlich angesehen wurden, sind bestimmte Aspekte ihrer Beschreibungen der Sprachverarbeitung durchaus miteinander vereinbar.

Das MODAK-Konzept basiert in wesentlichen Aspekten auf Annahmen beider Modellarten, hier nur einige Beispiele dafür:

- **Levelt (1989)** nimmt an, dass die teilweise seriellen, teilweise interagierenden Prozesskomponenten automatisiert sprachliche Einheiten erzeugen, die **mehr als ein Einzelwort** umfassen, da das **Betonungsmuster eines Wortes vom folgenden Wort beeinflusst wird** – ein wichtiger Gedanke für die Therapie. Er zeigt, dass die Prozesskomponenten **autonom, parallel und zeitlich verschränkt** an unterschiedlichen Teilen einer Äußerung arbeiten – eine komplizierte Maschinerie, die bei den geringsten Störungen zusammenbrechen kann. Darüber hinaus zeigt sein Modell ein Detail, das für das Verständnis aphasischer Reaktionen sehr wichtig ist: **die Rückkopplung der Verstehensprozesse,** die bei schweren

Aphasien oft gestört ist. Schwer betroffene Aphasiker können häufig ihre eigenen Äußerungen nicht verstehen (Levelt 1989).

– Die interaktiven Aktivierungsmodelle zeigen in ihrer Terminologie Bezüge zur neuronalen Sprachverarbeitung: Ihre Beschreibungen der auf der Grundlage von **Hemmung** und **Aktivierung** arbeitenden Netzwerke inspirierte die Suche nach entsprechenden Fehlermustern bei aphasischen Reaktionen.

1.2.2 Neurophysiologische Prozesse

» Jede geistige Funktion im Gehirn – von den einfachsten Reflexen bis zu den kreativsten Akten in Sprache, Musik und bildender Kunst – wird von spezialisierten neuronalen Schaltkreisen in verschiedenen Hirnregionen durchgeführt.
(Kandel 2006, S.12)

In den letzten Jahrzehnten des 20. Jahrhunderts entstand aus der Hirnforschung eine sich immer mehr verbreiternde Neurowissenschaft, in der die Beziehungen zwischen dem Gehirn und allen nur erdenklichen Aspekten des menschlichen Verhaltens untersucht wurden. Bis heute ist die Literatur zu diesen Themen fast unübersehbar angewachsen, und Sprache spielt in viele Darstellungen mehr oder weniger ausführlich hinein (s. z. B. Eccles 1991, 1994; Lenneberg 1972 (speziell zur Neurobiologie der Sprache); Changeux 1984, 2008; Schlote 1988; Roth 1994; Roth u. Strüber 2014; Damasio 2007, 2011; Pulvermüller 1996 (speziell zur Neurobiologie der Sprache); Spitzer 1996, 2012; Pöppel 1987, 2006; Müller u. Rickheit 2003 (speziell zur Neurokognition der Sprache); Kandel 2006, 2014; Bauer 2008).

In den Veröffentlichungen aus verschiedenen Bereichen der Neurowissenschaft wird dargestellt, wie unser Bewusstsein, unsere Wahrnehmung und alle anderen Aspekte unseres Verhaltens in den Tiefen der neuronalen Netzwerke entstehen. Beschrieben wird eine riesige Gehirnmaschine, deren Arbeit auf elektrischen und chemischen Vorgängen basiert (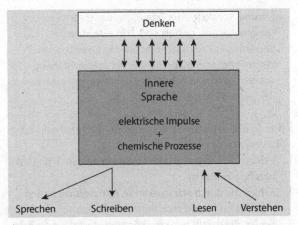 Abb. 1.2). Ihre Regelsysteme bestehen aus zahllosen Subsystemen, die – wie Zahnräder – einerseits selbstständig arbeiten, andererseits kooperieren. Elektrische Impulse, die sprachliche Informationen übermitteln, werden über lange Nervenfasern von einer Nervenzelle zur anderen weitergeleitet und müssen dabei zahlreiche Synapsen überqueren. An diesen Kontaktstellen zwischen den Zellen sorgen chemische Trägerstoffe, die Neurotransmitter, für die Weiterleitung der Informationen: Je nach ihrer Zusammensetzung lösen sie eine **Erregung (Aktivierung)** oder eine **Hemmung (Inhibition)** der Signale aus.

☐ **Abb. 1.2** Die Prozesse der Inneren Sprache bilden die Grundlage für die Arbeit der vier Modalitäten

Während viele der neueren Untersuchungen zunächst um die **biologischen Grundlagen** der geistigen Tätigkeiten kreisen, ergab sich aus weiterer Forschungen die Erkenntnis, dass zwischen Gehirn und Geist eine **Wechselwirkung** besteht. Man konnte nicht nur beweisen, dass das Gehirn unseren Geist steuert, sondern auch, dass unser Geist und unser Verhalten die Strukturen und Prozesse unseres Gehirns beeinflussen (s. z. B. Kandel 2006, 2014; Damasio 2007; Bauer 2008; Spitzer 2012; Roth 2014.) Daraus folgt, dass auch eine Verbesserung der Sprache durch einen Therapie-Ansatz möglich sein muss, der die gestörten **neurophysischen Prozesse** berücksichtigt und zu beeinflussen versucht.

Zu Beginn der 1980er-Jahre gab es in Deutschland schon eine intensive Diskussion über die **neuronalen Ursachen** der aphasischen Störungen, aber die **therapeutischen Ansätze** basierten auf rein **sprachsystematischen** Überlegungen, mit Ausnahme der **Deblockierungsmethode** (Weigl E 1979, 1981; Weigl I 1979; s. ► Abschn. 2.1.1), die auf Überlegungen über Funktionsstörungen neurophysiologischer Prozesse basierte und damit einen Ausgangspunkt für das MODAK-Konzept bildete.

Geprägt von den faszinierenden Erkenntnissen der Neurowissenschaftler und überzeugt, dass meine Therapie die neuronalen Prozessstörungen berücksichtigen müsste, untersuchte ich die aphasischen Reaktionen mit der Frage, ob es immer wiederkehrende Fehler gäbe, die manchen in der Forschung beschriebenen Vorgängen innerhalb der neuronalen Netzwerke entsprächen, wie sie z. B. Lenneberg (1972) erwähnte:

» Die genaue Beobachtung des Genesungsprozesses zeigt eindeutig, dass der Patient zunächst nicht bestimmte lexikalische oder grammatische Lücken zu schließen sucht, sondern dass bestimmte grundlegende physiologische Prozesse, die mit der Aktivierung, Kontrolle oder Erzeugung der Sprache zusammenhängen, gestört sind. Tritt eine klinische Besserung ein, so ist sie nicht auf den Erwerb neuer Wörter oder grammatischer Regeln zurückzuführen, sondern auf das Verschwinden hemmender Faktoren (Lenneberg 1972, S. 253f).

Ich fand drei typische Fehlergruppen, die innerhalb aller Aphasiesyndrome vorkamen:

1. Fehler, die auf **gestörter Hemmung** an den Synapsen beruhen könnten;
2. Fehler, die durch **schwankende Aktivierung** in den neuronalen Netzwerken entstehen könnten;
3. Fehler, die darauf beruhen könnten, dass die **parallele (synchrone) Aktivität von Neuronenschaltkreisen verschiedener Gehirnregionen** gestört wäre.

Die systematische Auflistung dieser Fehler und der Versuch, die vermuteten Zusammenhänge zwischen aphasischen Reaktionen und entsprechenden neurophysiologischen Störungen der Hemmung, Aktivierung und Parallelität / Synchronie vereinfacht zu beschreiben, waren der Beginn des MODAK-Konzepts.

Hemmung

» Fehler können … bei der Übertragung von Informationen zwischen Nervenzellen (der synaptischen Übertragung) dann auftreten, wenn Erregung und Hemmung innerhalb eines umschriebenen Bereiches des Gehirns in ein Ungleichgewicht geraten.
(Pöppel 2006, S.137-138)

Auf die wichtige Rolle, die die **neuronale Hemmung** bei unserem gesamten Verhalten spielt, ist schon früh hingewiesen worden: Je komplexer ein Organismus ist, desto umfassender müssen die Hemmprozesse sein, die sein Verhalten steuern. Ashby (1952) bezeichnete »Aktivität« als eine »Öffnung in einer Mauer von Hemmung«. John C. Eccles widmete der Erforschung der Inhibition einen wesentlichen Teil seiner Arbeit (Eccles 1969).

Entsprechend wichtig ist die neuronale Hemmung für die **Spracherzeugung und -verarbeitung**, und gestörte Hemmung könnte eine wesentliche Ursache für die vielfältigen aphasischen Probleme sein.

In der Sprachproduktion und -verarbeitung werden durch die sich ausbreitende neuronale Aktivierung (»spreading activation«) **naheliegende Bedeutungen mit aktiviert**. »Wenn man das Wort ›weiß‹ sieht, schwappt die Erregung ein Stück weit zu ›schwarz‹« (Spitzer 1996, S. 245). Wenn diese zusätzlich aktivierten Bedeutungen nicht gehemmt werden, ergeben sich typische Fehler, wie z. B. **Neologismen** oder **Paraphasien**, die Butterworth (1985:82) ausdrücklich auf Wortzugriffsprobleme statt auf

fehlendes Wissen zurückführt und dafür inkorrekte Hemmung verantwortlich macht. Der Wegfall inhibierender Prozesse (»Hypoinhibition«), durch den mehrere Satzfragmente oder Strukturen gleichzeitig aktiviert werden, könnte die Produktion von größeren Fehlkonstruktionen wie **Satzkontaminationen** oder **paragrammatische Äußerungen** verursachen (z. B. bei der Jargon-Aphasie).

Diverse aphasische Reaktionen sprechen dafür, dass die im Folgenden genannten Fehlleistungen auf gestörte neuronale Hemmprozesse zurückgeführt werden könnten.

■ Kontaminationen

Kontaminationen aufgrund nicht gehemmter Assoziationen (s. auch Butterworth 1985):

- von **Wörtern** (Neologismen):
  Auf die Frage: »Und was machen Sie im Garten?«, antwortete ein Aphasiker: »Ich graufel.«
  Das Verb »grabe« kontaminierte mit der Assoziation »Schaufel«;
- von **Sätzen**::
  Zwei Sätze wurden gleichzeitig abgerufen und kontaminierten:
  »Ich habe mich hier gut gefühlt« + »Ich habe mich hier wohlgefühlt« ergab:
  »Ich habe mich hier gut gewohlt!« (schriftlich)
  »Was bringt die Koalition noch zustande?« +
  »Was hält die Koalition noch zusammen?« ergab:
  »Was hält die Koalition noch zustande?« (mündlich)

■ Semantische Paraphasien

Semantische Paraphasien entstehen, wenn das Zielwort völlig gehemmt und nur die Assoziation erzeugt wird: **»Der Bus kommt«** für »Das Taxi kommt« (mündlich). Entsprechende Paraphasien kommen auch beim Lesen und Schreiben vor.

■ Perseverationen

Perseverationen entstehen, wenn ein schon produziertes Sprachelement nicht ordnungsgemäß gelöscht (gehemmt) wird, in diesem Fall die Lautgruppe »…auf«:

- Therapeut: »Und was haben Sie heute noch vor?«
  Patient: »Stadt … Schuhe kaufen … und Haare kaufen … nein … Haare … schnaufen … nein… Haare … schneiden.«

■ Redundanzen

Aphasiker sprechen oft aus, was im normalen Sprachgebrauch unausgesprochen mitverstanden, aber bei Aphasie nicht gehemmt wird: **»Er geigt auf der Geige.«**

Auch beim lauten Lesen kommen solche Redundanzen vor: Das, was zwischen den Zeilen steht und normalerweise nicht ausgesprochen wird, kann bei Aphasie manchmal nicht gehemmt werden. »Sie konnte die Tür nicht aufschließen, weil sie zugefroren war« wurde vorgelesen als »Sie konnte die Tür **mit Schlüssel** nicht aufschließen, weil das Türschloss **voll Eis** zugefroren war«.

■ **Wirkung auf die zeitlichen Steuerungsmechanismen**

Innerhalb der mit Höchstgeschwindigkeit arbeitenden neuronalen Netzwerke haben Hemmungsstörungen eine besonders gravierende Wirkung auf die **zeitlichen Steuerungsmechanismen**. Lenneberg betonte schon früh, dass »die Konzepte der Hemmung (eine Zeitlang zurückhalten) und des Abrufens (zum richtigen Zeitpunkt verfügbar machen) als Aspekte der zeitlichen Steuerungsmechanismen« für die Aphasie relevant sind (Lenneberg 1972:268).

Auf diesen wichtigen Aspekt wies auch Pöppel (1997, S. 21) hin: Er betonte, »dass man zum Sprechen, Lesen oder Schreiben nicht nur linguistische Kompetenzen einsetzen muss, sondern dass **zeitliche Randbedingungen des Gehirns** hinsichtlich der Informationsverarbeitung ebenfalls erfüllt sein müssen.«

Seinem Hinweis entsprechend fanden sich sehr viele **Zeitberechnungsfehler,** die sich ergeben, wenn ein sprachliches Element (häufig das betonte) zu früh abgerufen, d. h., nicht lange genug gehemmt wird, während das unterdrückte Element gar nicht oder später an falscher Stelle erscheint:

– **Lautumstellungen** (phonematische Paraphasien):
»Bolkan« für »Balkon« (mündlich)
»Jükate« für »Kajüte« (mündlich)
– **Wortvertauschungen**
Auf die Frage »Wie kam Ihr Sohn nach Hamburg?« antwortete ein Aphasiker: **»Er zugte.«** Ein anderer Aphasiker äußerte zu einem Bild: **»Sie kofft den Packer«** für »Sie packt den Koffer«.

In beiden Fällen wurden die Wortstämme (Merkmalscluster) innerhalb der semantischen Komponente nicht lange genug gehemmt (Substantive werden bei Aphasie häufig zu früh produziert, weil sie leichter abgerufen werden können). Innerhalb der Grammatikkomponente arbeiteten die Prozesse dem Zeitplan entsprechend korrekt, beachteten aber die vorherige Vertauschung nicht. (Hier haben die Komponenten unabhängig voneinander und sequenziell gearbeitet.)

Bei **Verstehensstörungen** können sich durch Wortvertauschungen Bedeutungsveränderungen ergeben: »Cameron lobte Merkel« könnte ein Aphasiker evtl. verstehen als **»Merkel lobte Cameron«,** weil in Deutschland der Name »Merkel« aufgrund seiner größeren Bekanntheit schneller verstanden werden könnte.

Aber auch andere neurophysiologische Phänomene, wie z. B. Unregelmäßigkeiten bei der neuronalen Aktivierung, scheinen die Sprachprozesse zu beeinflussen.

Aktivierung

» Worauf immer wir unser Augenmerk lenken, wir aktivieren hierdurch die für die entsprechende Verarbeitung zuständige Hardware in unseren Köpfen. Vermehrte Aktivierung in einem bestimmten Areal bedeutet verbesserte Leistung dieses Areals. (Spitzer 1996, S. 159)

Für unser gesamtes Verhalten, und damit auch für unsere Sprache, ist es nicht nur notwendig, dass die elektrischen Impulse durch richtige chemische Steuerung auf richtigen Wegen in die Nervenzellen gelangen. Die Erregungen, die sie in den Nervenzellen auslösen, müssen auch die richtige Stärke haben, d. h., die Nervenzellen brauchen eine genügend **starke Aktivierung** (die den »Schwellenwert« überschreitet), um die elektrischen Impulse weiterzuleiten (um zu »feuern«).

Auf jeder Ebene der Sprache ist Aktivierung die Voraussetzung für jegliche Tätigkeit. Stellen wir uns – stark vereinfacht und in Zeitlupe – vor, was passiert, sobald wir eine programmierte Äußerung aussprechen wollen: Das gesamte Lautinventar unserer Sprache wird aktiviert; unter diesen Lauten werden die Laute der ersten Zielwörter stärker aktiviert, während die nicht für die Zielwörter gebrauchten Laute (in vermutlich abgeschwächter Aktivierung) zur Verfügung gehalten, d. h., »geparkt«, werden, bis wiederum eine Auswahl von ihnen für die anschließend zu äußernden Wörter stärker aktiviert wird. Diese Vorgänge – Aktivieren / Hemmen / Aktivieren – laufen beim Sprechen ständig parallel ab.

Ischämien, Blutungen und andere Hirnverletzungen können die Verbindungen innerhalb der kompliziert verknüpften Neuronenpopulationen stören und damit **Aktivierungsschwankungen** hervorrufen. Darüber hinaus können **physiologische Faktoren,** wie z. B. Müdigkeit, Schwäche, gestörter Blutdruck etc., eine negative Wirkung auf die neuronale Aktivierung ausüben (Luria 1992, S. 41). Die tägliche Therapieerfahrung lässt vermuten, dass auch **psychische Reaktionen** wie Freude oder Angst, Motivation oder Langeweile, Entspannung oder Stress die Aktivierung (manchmal positiv, manchmal negativ) beeinflussen. Diese Vermutungen werden durch Untersuchungen der neueren Hirnforschung unterstützt (s. z. B. Kandel 2012, S. 446).

Die Folge: Wie bei Nichtaphasikern, denen es – aus vielfachen Gründen – »die Sprache verschlägt«, werden auch bei Aphasie durch Schwankungen in der Aktivierung diverse sprachverarbeitende Prozesse, z. B. beim Wortabruf, gestoppt, d. h., gehemmt.

Ein weiterer Faktor scheint die Aktivierung zu beeinflussen: die **Betonung.** Aus Forschungen über die Strukturierung sprachlicher Information ist schon seit Langem bekannt, dass der Informationsgehalt der sprachlichen

Elemente in der jeweiligen Situation ihre Betonung steuert (»funktionale Satzperspektive« / Studien zur Informationsstruktur: z. B. Danes 1970; Sgall 1973; Halliday 1970; Lutz 1981).

- **Auslassung unbetonter Sprachelemente**

In der Therapie können wir häufig die Erfahrung machen, dass Aphasiker unbetonte Sprachelemente auslassen oder sie schlechter verstehen als betonte:

- **Auslassung unbetonter Silben:**
  »kanische Publik« für »Dominikanische Republik«.
- **Auslassung unbetonter Wörter** (meistens Funktionswörter) zwischen betonten Inhaltswörtern:
  - **Beim Sprechen:** »fährt Hause« für »fährt nach Hause«.
  - **Beim Verstehen:** Am Telefon wurde gesagt: »Bevor wir uns treffen, möchte ich etwas essen.« Der Aphasiker verstand nur »**treffen**« und »**essen**« und freute sich auf ein Essen mit seiner Gesprächspartnerin.

- **Auslassung des »Themas«**

Außerdem kann es bei Aphasikern auch zur **Auslassung des »Themas«** (»topic«, »given«) kommen, das in Aussagesätzen immer am Anfang einer Äußerung steht und unbetont ist: »**fährt mit**« für »Peter fährt mit«.

- **Beim Sprechen:** Auf die Frage »Wie war der Spaziergang?« produzierte ein schwer betroffener Patient, der sagen wollte: »Die Alster ist zugefroren«, nur das Wort »dicht«, obwohl ihm sonst Adjektive viel schwerer zugänglich waren als Substantive wie »Wasser« oder »Alster« (an der er wohnte). »Dicht« (auf Norddeutsch = »zugefroren«) war aber in dieser Situation die aufregende Neuigkeit und bekam deshalb vermutlich einen stärkeren Aktivierungsschub als die weniger betonten Substantive »Wasser« oder »Alster«.
- **Beim Verstehen:** Auch manche aphasischen Verstehensprobleme lassen vermuten, dass die Aktivierung von der Betonung und die Betonung von der Wortstellung abhängt: Aufgrund der Äußerung »Das ist Andreas« verstand ein Aphasiker problemlos, dass sein Sohn Andreas gekommen war (»Andreas« wurde am Ende des Satzes, d. h., an der am stärksten betonten Stelle des Satzes, geäußert). Als dem Vater einige Tage später gesagt wurde: »Andreas kommt morgen«, verstand er nicht, welcher seiner drei Söhne erwartet wurde – vermutlich, weil das Wort »Andreas« am Satzanfang, d. h., an unbetonter Stelle, geäußert wurde.

Ob ein Wort einer Äußerung verstanden oder produziert werden kann, könnte also auch vom Grad der neuronalen Aktivierung abhängen, die sowohl von physiologischen und psychischen Befindlichkeiten als auch – vermutlich – von der Betonung / Wortstellung beeinflusst wird.

Wie wir bei den beiden letzten Beispielen gesehen haben, gilt dies auch für Substantive, die im Allgemeinen bei Aphasie am besten abgerufen werden können, und innerhalb dieser Kategorie auch für solche, die den Aphasikern vertraut sind (wie z. B. die Namen ihrer Kinder).

> **Die Fähigkeit zu Abruf, Produktion und Verstehen eines bestimmten Wortes hängt nicht allein vom Wort selbst (seinem Inhalt und Lautmuster) ab, sondern auch von seiner Stellung innerhalb der Äußerung. Am besten wird ein Wort abgerufen, produziert oder verstanden, wenn es am betonten Ende eines Aussagesatzes steht, am schlechtesten, wenn es den Anfang bildet.**

Alle beschriebenen Aktivierungsprobleme kommen auch beim Lesen und Schreiben vor.

Parallelität (Synchronie)

> Bei Aphasiepatienten könnte vorübergehend die Fähigkeit zur effizienten Vernetzung oder auch Synchronisierung von sprachrelevanten Gehirnregionen abhanden gekommen sein. Dadurch kommt es zur Störung von Sprachprozessen. In der Aphasierückbildung wird dann die »fehlende« Fähigkeit zur Vernetzung vermutlich durch Lernprozesse kompensiert und unter Umständen eine Vernetzung oder Synchronisation mit »neuen« Gehirngebieten stattfinden.
> Weiss (1997, S. 142)

Wie bei unserem gesamten Verhalten scheint auch im Netzwerk der Spracherzeugungs- und -verarbeitungsprozesse neben der neuronalen Hemmung und Aktivierung ein drittes neurophysiologisches Phänomen eine große Rolle zu spielen: die parallele / synchrone (d. h., gleichzeitige) Steuerung vieler neuronaler Schaltkreise, auch solcher, die in unterschiedlichen Hirnregionen aktiv sind (Singer 1993).

Levelt beschreibt die parallele Arbeit verschiedener Komponenten der Sprachproduktion (Planung, Sprachverarbeitung, Artikulation = »**Inkrementielle Verarbeitung**«; ◻ Abb. 1.3).

Während bei Satz 1 die Sprachverarbeitung abläuft, wird Satz 2 schon geplant. Die Planung für Satz 3 beginnt schon, während Satz 1 artikuliert wird (1500 Muskelbewegungen pro Sekunde!) und Satz 2 die Verarbeitungsebenen durchläuft.

Eine umfangreiche synchrone Steuerung zentraler Programmier- und Produktionssysteme ist in normaler Sprache selbstverständlich. Wir können gleichzeitig

- auditiv verstehen, was wir sprechen
  (auditive Prozesse + Sprachproduktionsprozesse),

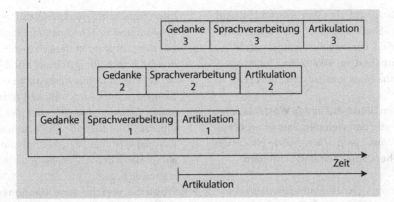

Abb. 1.3 Parallele Verarbeitung in der Sprachproduktion (in Tesak 2006, S. 47; mit freundlicher Genehmigung) nach Levelt (1989)

- **beim lauten Lesen (Vorlesen) die Wörter am Zeilen-anfang artikulieren und mindestens die nächste Wortgruppe überblicken,** sodass wir die Intonation steuern können (»lookahead«, Levelt 1989, S. 25) (Leseprozesse + Sprachproduktionsprozesse),
- **beim Diktat auditiv verstehen und schreiben** (auditive Prozesse + Schreibprozesse),
- **beim Vortrag den Vortragenden sehen, den Vortrag auditiv verstehen, die projizierten Beispiele lesen, unsere Notizen schreiben** (visuelle + auditive + schriftsprachliche Prozesse),
- **beim Erzählen den situativen Rahmen darstellen und die verschiedenen Handlungsdetails in zeit-licher Reihenfolge geordnet beschreiben** (unterschiedliche Ebenen der Sprachproduktion). ·

Die verschiedenen sprachlichen Netzwerke, die unabhän-gig voneinander, aber in Kooperation arbeiten, sind darauf angewiesen, dass ihre Prozesse **hoch automatisiert** funk-tionieren. Diese Automatisierung ist bei Hirnverletzungen nicht mehr möglich: Innerhalb der Netzwerke arbeiten manche Prozesse zu schnell, andere zu langsam, manche blockieren, andere können nicht gehemmt werden, sodass die verschiedenen Komponenten der Sprachproduktion und -verarbeitung Probleme mit der zeitlichen Steuerung bekommen und nicht mehr parallel / synchron koope-rieren können.

- **Gestörte Synchronisation**

Einer ganzen Reihe aphasischer Fehlleistungen könnte ge-störte Synchronisation zugrunde liegen, denn Aphasie-patienten können häufig nicht

- **sprechen und gleichzeitig die eigenen Äußerungen verstehen:**
  Viele schwer betroffene Patienten können die Schall-wellen, die sie selbst produzieren, mit ihren gestörten inneren Sprachprozessen nicht dekodieren, deshalb »hören« sie das, was sie sagen wollen (was sie geplant haben?), aber sie können das, was sie wirklich äußern, nicht wahrnehmen;
- **auditiv verstehen und gleichzeitig eine Äußerung programmieren:**
  Dieses unter vielen Patienten verbreitete Problem hat ein Teilnehmer einer Aphasie-Selbsthilfegruppe be-schrieben: Er kann im Gespräch nicht gleichzeitig zu-hören und seinen eigenen Gesprächsbeitrag planen; nur in einer Gesprächspause, wenn seine Gesprächs-partner schweigen, kann er das, was er sagen möchte, programmieren;
- **visuell oder auditiv wahrnehmen und gleichzeitig sprechen oder auditiv verstehen:**
  Viele Aphasiepatienten können nicht bzw. weniger gut sprechen oder auditiv verstehen, wenn in ihrer Nähe etwas geschieht;

Beispiel
Herr W., der als Dozent schon wieder Vorlesungen und Seminare abhielt, konnte nicht weitersprechen, sobald er seine Studenten **ansah:** Visuelles System und Spracher-zeugung konnten bei ihm nicht parallel (gleichzeitig) funk-tionieren. Einige Zeit später berichtete er, dass er nun die Studenten, die ihm bekannt waren, beim Sprechen ansehen konnte, dass ihm das aber am Beginn eines Semesters ge-genüber neuen Studenten nicht gelang.

- **gehen und gleichzeitig sprechen:**
  Viele Aphasiepatienten bleiben stehen, wenn sie etwas sagen wollen;
- **handeln und gleichzeitig sprechen oder auditiv verstehen:**
  Viele Patienten können, während sie etwas kon-zentriert tun, nicht (bzw. weniger gut) sprechen oder verstehen;
- **lesen und sprechen (vorlesen):**
  Häufig wird das beabsichtigte Wort in einer Modalität gehemmt, während in einer anderen Modalität eine

Assoziation des beabsichtigten Wortes erscheint: Auf dem Papier steht »Sonderangebot«, der Patient liest vor: »**Ausverkauf**«. Über dem Hoteleingang steht »Hotel«, der Patient liest vor »**Wanzen**« (er hatte vor Ausbruch der Aphasie als Journalist in Polen gearbeitet);

- **beim lauten Lesen (Vorlesen) einige Wörter laut lesen und gleichzeitig den weiteren Satz überblicken:** Folge: Wort-für-Wort-Lesen, abweichende Intonation.
- **auditives Verstehen, Sprechen und Schreiben (Diktat):**
  Diktiert wird »Besen«. Der Patientin fällt dabei das Verb »putzen« ein, das bis zur schriftsprachlichen Modalität entwickelt wird, so dass sie »Putz« schreibt, während in der mündlichen Modalität gleichzeitig ein weiterer Abruf aus dem »Wortspeicher« nicht gehemmt werden kann, so dass die Patientin »Feudel« sagt.
  Die gleiche Synchronie-Störung zeigt sich beim Diktat von »Grünkohl«: Der Patient beginnt, angeregt durch »Grün«, »Kün…« zu schreiben, dabei erinnert ihn »-kohl« aber an »Kanzler Kohl«, so dass das Wort »Kanzler« mündlich realisiert wird, während das Wort »Grün«, das der schriftlichen Modalität »in Auftrag« gegeben worden ist, sich gleichzeitig in den Schreibvorgang hineindrängelt, so dass schließlich »Künpazer« entsteht.
- **Gestik und Sprechen:**
  Beim Abzählen der Finger an einer Hand zählen Aphasiepatienten evtl. mehr als fünf Finger.
- **Gestörte Synchronisation** betrifft nicht nur vollständige Modalitäten: Anscheinend können Subsysteme einer Modalität durch Subsysteme einer anderen Modalität beeinflusst werden, wie z. B. bei Herrn C. im folgenden Beispiel das Zahlen**schreiben** vermutlich durch **auditive** Subsysteme beeinflusst wurde.

Beispiel

Herr C. kann Zahlen selbstständig abrufen und sowohl als Ziffern als auch in Worten schreiben, z. B. die Anzahl von Würfelpunkten oder von Gegenständen, die er betrachtet. Er kann Ziffern nach mündlicher Aufforderung auf einer Liste zeigen, d. h., er kann sie offensichtlich auditiv verstehen. Aber wenn er Zahlwörter diktiert bekommt, kann er sie nicht als Ziffern schreiben. Es scheint, dass der Weg von den auditiven Prozessen zu den Prozessen, die die Strichkonfigurationen für Ziffern abrufen und verarbeiten, gestört (gehemmt?) ist.

- **Probleme, unterschiedliche Grammatiksysteme gleichzeitig zu steuern:**
  Aphasiepatienten haben mehr oder weniger große Schwierigkeiten, mehrere grammatische Programmierungsschritte gleichzeitig durchzuführen, z B. bei der Konjugation, Deklination, Frage oder beim Passiv. Für diese Strukturen müssen in der Inneren Sprache diverse Verarbeitungsschritte durchgeführt werden, bei denen bestimmte Verkettungen von sprachlichen Elementen fortlaufend aktiviert werden, während andere Elemente parallel – fast gleichzeitig – ersetzt, umgestellt, addiert oder gelöscht werden müssen. Es ist zu vermuten, dass bei Aphasie einem Teil der agrammatischen Äußerungen diese Schwierigkeiten zugrunde liegen;

- **Probleme, verschiedene Komponenten der Sprachproduktion gleichzeitig zu steuern:**
  Aphasiepatienten haben mehr oder weniger große Schwierigkeiten, verschiedene Submodalitäten parallel zu steuern (z. B. Planung + Sprachverarbeitung + Artikulation), wie es für die flüssige Produktion eines oder mehrerer Sätze notwendig ist (s. ◘ Abb. 1.3).
  Auch Patienten mit **weitgehend gebesserten Aphasien** haben häufig noch Probleme mit der gleichzeitigen Steuerung verschiedener Modalitäten, wie das folgende Beispiel zeigt.

Beispiel

Frau M. würde sich gern beim Telefonieren Notizen machen, kann aber nicht gleichzeitig zuhören und schreiben, obwohl sie sonst flüssig schreibt und ihre Handmotorik nicht betroffen ist.

- Viele Patienten haben beim Erzählen und Nacherzählen Schwierigkeiten, gleichzeitig, d. h., synchron, **den Textrahmen und die verschiedenen Details eines Textes zu programmieren und zu produzieren:** Aphasiker lassen häufig den Textrahmen weg und erzählen zunächst nur das ihnen am wichtigsten erscheinende Detail wie Herr D. im folgenden Beispiel:

Beispiel

Ther.: »Wie war Ihr Wochenende, Herr D.?«
Pat.: »Wiedergefunden.«
Ther.: »Das ist ja schön! Sie haben aufgeräumt und etwas wiedergefunden? Das passiert mir auch manchmal.«
Pat.: »Nein, Elbe gegangen.«
Ther.: »Aha! Sie waren an der Elbe. Und da haben Sie etwas wiedergefunden? Im Sand?«
Pat.: »Nein, Kaffee getrunken.«
Ther.: »Na so was! Sie haben an der Elbe Kaffee getrunken und dabei etwas wiedergefunden??«
Pat.: »Hause gegangen. Kamera weg – wiedergefunden!«
Ther.: »Ach so! Sie haben Ihre Kamera im Café an der Elbe vergessen, haben es zu Hause gemerkt, sind zurückgegangen und haben die Kamera wiedergefunden, ja?«
Pat.: »Ja, großartig!!«

1.3   Der rote Faden im MODAK-Konzept

Der rote Faden, der sich durch das gesamte MODAK-Konzept zieht, bündelt folgende wesentliche Aspekte:

- wiederholtes intensives Training der neurophysiologischen Prozesse der Spracherzeugung und -verarbeitung mit dem Ziel, die **Basisstruktur von S-V-O-Sätzen zu automatisieren** und sie in kleinen Schritten über Satzerweiterungen und den Umgang mit komplexeren Grammatikstrukturen bis zum freien Jonglieren mit Satzstrukturen und Textmengen zu erweitern.
- Schwerpunkt: unabhängig vom Schweregrad der Störung Training der selbstständigen mündlichen und schriftlichen **KOMMUNIKATION** bei **entspannter Konzentration.**

Alle Übungen haben das Ziel, die Verbindung S-V-O, insbesondere die Verbindung Verb – direktes Objekt, zu stabilisieren, d. h., dafür zu sorgen, dass die synaptischen Verschaltungen, die für die Programmierung dieser Struktur sorgen, verstärkt werden. Wird diese Struktur zu früh unterbrochen, d. h., werden den Patienten zu früh Sätze angeboten, die andere Strukturen haben (z. B. »Anna bringt ihrer Mutter Blumen«, »Paul fährt nach Berlin«, »Die Straße ist gesperrt«, »Das Baby wird gefüttert« etc.), wird die Automatisierung der Basisstruktur verzögert: Die Impulse müssten die »Trampelpfade« verlassen, eine Automatisierung könnte nicht stattfinden und die Patienten würden verunsichert.

Das MODAK-Grundprogramm (GP)

Luise Lutz

L. Lutz, *MODAK – Modalitätenaktivierung in der Aphasietherapie*,
DOI 10.1007/978-3-662-48207-0_2, © Springer-Verlag Berlin Heidelberg 2016

2

» ... dadurch, dass elektrische Impulse über Nervenver-
bindungen (Synapsen) laufen, verändern sich diese
Synapsen und leiten besser. Dies bewirkt langfristig,
dass die Impulse sich *Trampelpfade* durch Ihr Gehirn
bahnen. Diese Trampelpfade sind strukturelle Spuren,
also keine theoretischen Gebilde.
(Spitzer 2012, S. 52)

Das MODAK-Grundprogramm wurde 1980 in einer
geriatrischen Klinik für schwer betroffene, globale Patienten entwickelt, die weder sprechen noch verstehen,
weder lesen noch schreiben konnten. Viele hatten unter
diesem Zustand schon seit Jahren gelitten; sie waren
mutlos und resigniert.

Ich wusste, dass meine Therapie nur Erfolg haben
konnte, wenn es mir gelänge, diese Patienten zu interessieren, aufzuwecken, zum Handeln und zum Lächeln zu
bringen. Ich war sicher, dass diese verstummten Aphasiepatienten immer noch das Bedürfnis nach Gesprächen
hatten, also wollte ich sie wieder in Gespräche hinein-
locken. So entstand das Grundprogramm mit zunächst
einigen Texterweiterungen.

2.1   Überblick

2.1.1   Ausgangspunkt

Als ich 1979 als Klinische Linguistin in der neurologischen
Rehabilitation zu arbeiten begann, war die Deblockie-
rungsmethode (z. B. Weigl 1979, 1981) das in Deutschland
am weitesten verbreitete Konzept für die Aphasietherapie.
E. und I. Weigl gingen wie Wygotski (1964) und Luria
(1992) davon aus, dass es sich bei Aphasien nicht um einen
Verlust sprachlichen Wissens handelt, sondern um
Funktionsstörungen neurophysiologischer Prozesse.
Davon war ich auch überzeugt, und die Reaktionen meiner
Patienten bestärkten mich in dieser Überzeugung. Mein
Ausgangspunkt war daher die Deblockierungsmethode,
aber ich wich von Anfang an in entscheidenden Punkten
davon ab:

- Die Weiglsche Methode verlangt, dass **intakte**
sprachliche Leistungen (»Komponenten«) zur Deblockierung gestörter Leistungen eingesetzt werden.
Beim MODAK-Vorgehen werden dagegen **keinerlei
intakte** Leistungen vorausgesetzt.
- E. und I. Weigl verknüpfen intakte **vorausgehende**
Leistungen mit gestörten Leistungen.
Bei MODAK kommt es auf den **gleichzeitigen
(parallelen / synchronen)** Einsatz von mindestens
zwei oder mehreren Modalitäten oder Submodalitäten an, von denen keine intakt ist.

- Die Weiglsche Methode arbeitet vorwiegend mit
Einzelwörtern.
MODAK geht immer von **Wörtern im Satzzusammenhang** aus.
- E. und I. Weigl nahmen an, dass es sich bei den De-
blockierungen um **nachhaltige Leistungen** handelt,
die teilweise noch nach 2 Jahren nachgewiesen werden könnten.
Mit MODAK wird zwar versucht, die Sprachprozesse zu **regulieren** und zu **automatisieren**, aber
eine Stabilisierung der Leistungen wird nicht sofort,
sondern nur über einen **längeren Übungszeitraum**
erwartet.
- E. und I. Weigl **empfehlen die Deblockierung von
Wörtern im semantischen Feld.**
MODAK **vermeidet das Üben im semantischen
Feld,** da es vermutlich die global betroffenen Patienten aufgrund ihrer Hemmungsstörung überfordert.

2.1.2   Bestandteile des Grundprogramms

In jeder Sitzung führen wir das GP durch mit
- einem Set von 4 Situationsbildern,
- einem »ANLAUF« zum »DIALOG« und
- einem »DIALOG«.

Das Grundprogramm wurde für schwer betroffene Aphasiker entwickelt, um zunächst minimale sprachliche und
kommunikative Fähigkeiten aufzubauen und zu automatisieren: die Rezeption und Produktion von **Substantiven
in Objekt-Position,** die in einer festgelegten Serie von The-
rapieschritten über alle sprachlichen Modalitäten trainiert
werden.

Die Aphasiker erleben dabei den Umgang mit Verben
zunächst nur rezeptiv: Die Therapeutin **spricht** die Verben (in der 3. Person Singular Präsens), die Aphasiker
hören sie zwar in der Kombination mit den Objekten,
aber der Verb-Abruf wird im Grundprogramm erst später und nur auf wenige Konjugationsformen beschränkt
geübt.

2.1.3   Die MODAK-Bilder

In jeder Therapiesitzung wird ein Set von 4 **Situationsbildern** im Quadrat auf den Tisch gelegt. Es ist gleichgültig,
ob sie gezeichnet, fotografiert oder aus Zeitungen aus-
geschnitten sind: Sie sollten immer Situationen zeigen, in
denen eine Einzelperson eine erkennbare alltägliche
Handlung durchführt.

Die dem Grundprogramm zugrunde liegenden Situationsbilder sind nach unterschiedlichen Satzstrukturen geordnet; sie repräsentieren Sätze mit

- Verben mit **direktem Objekt ohne Artikel** (»trinkt Kaffee«) und
- Verben mit **direktem Objekt mit Artikel** (»packt den Koffer«).[1]

Die Bilder sollten fotokopiert und auf Karteikarten geklebt werden, am besten jedes Bild mehrfach.

Beim Einordnen der Bilder in Karteikästen ist es sinnvoll, Bilder, die SPO-Sätze repräsentieren, zunächst nach den betonten Vokalen der Objektnamen einzuordnen: Alle Bilder, die Objektnamen mit »a« signalisieren, könnten zusammengestellt werden, wobei die Objektnamen wiederum nach ihren Anfangslauten in alphabetischer Reihenfolge sortiert werden sollten:

- »a«: spielt **Ba**ll/wäscht **Haa**re/trinkt **Ka**ffee etc.
- »e«: putzt **Fe**nster/trinkt **Se**kt/spielt **Te**nnis etc.
- »i«: trinkt **Bi**er/fängt **Fi**sche/trinkt **Mi**lch etc.
- »o«: trinkt **Co**la/spielt **Go**lf/packt **Ko**ffer etc.
- »u«: gießt **Blu**men/hört **Mu**sik/kocht **Su**ppe etc.

Bilder, die Diphthonge suggerieren, benutze ich bei neu beginnenden Therapien erst, wenn die Patienten schon mit dem Therapiekonzept vertraut sind.

Da die 1. und 2. Auflage dieses Buches Vorlagen mit je 4 Bildern enthielt, ist offenbar der Eindruck entstanden, dass für das MODAK-Vorgehen immer nur **diese** Bilder benutzt werden sollten. Das ist keinesfalls beabsichtigt. Die bisher für MODAK gezeichneten Bilder sollen nur den Einstieg in das Programm ermöglichen. Da in jeder Therapiesitzung neue Bilder angeboten werden sollten, ist es nötig, zusätzliche Situationsbilder zu sammeln: Fotos, Illustrationen in anderen Büchern, Karikaturen etc. Neue Bilder wecken die Aufmerksamkeit der Patienten und aktivieren sie dadurch stärker!

Allerdings sollten die hier abgedruckten MODAK-Bilder nicht als Vorlagen für ein anderes therapeutisches Vorgehen benutzt werden, z. B. nicht für den Abruf von Infinitiv-Formen oder Benenn-Aufgaben, weil sie sich sonst nach einem Therapeutenwechsel weniger gut als Vorlagen für das MODAK-Vorgehen eignen.

---

1 In der 1. und 2. Auflage dieses Buches habe ich in dieser Liste noch zwei weitere Bildersorten genannt: Verben ohne Ergänzung (»badet«) und Verben, die eine Partikel am Satzende haben (»gießt Milch ein«). Die von diesen Bildern suggerierten Sätze sind aber meistens für global betroffene Patienten zu schwierig, deshalb benutze ich sie erst dann, wenn wir Satzerweiterungen üben.

2.2 Charakteristika des Grundprogramms

» Wiederholtes Sensitivierungs-Training (Übung) veranlasst Neurone, neue Endigungen auszubilden und so die Voraussetzung für das Langzeitgedächtnis zu schaffen… Durch die Erzeugung weit reichender Strukturveränderungen kann Lernen also inaktive Synapsen aktivieren.
(Kandel 2006, S. 237)

Das GP wird im Allgemeinen mit schwer betroffenen Patienten in jeder Therapiesitzung durchgeführt, Dauer ca. 30 Minuten. Diese Regelmäßigkeit ist ebenso wichtig wie der systematische Aufbau des GP.

Anschließend an das systematische Üben mit dem GP sollte möglichst noch etwas Entspannendes angeboten werden, das die Patienten auf neue Weise anregt und aktiviert, z. B. Umgang mit Texten aus Tageszeitungen, Fotos, Karikaturen etc. (▶ Kap. 5).

- Es werden immer **mehrere** (mindestens zwei) **Modalitäten verknüpft**.
- Es werden immer 7 Übungsschritte (= »ANLAUF«) bis zum »DIALOG« durchgeführt.
- Geübt wird immer mit einem **vollständigen** Satz.
- Geübt wird in 3 Stufen: Vom **Satzende** bis zum **Satzanfang**.
- Geübt wird in **kleinen Übungsschritten**.
- Das Therapiematerial ist **realitätsnah** und **auf den Patienten bezogen**.
- Systematische Übungen werden **kommunikativ** durchgeführt.

2.2.1 1. Charakteristikum: Modalitätenverknüpfung

» Nervenzellen, die durch Synapsen miteinander verbunden sind und die nun durch ein eintreffendes Signal gemeinsam und gleichzeitig bioelektrisch aktiviert werden, verstärken ihre synaptische Verknüpfung. Das gleiche passiert mit Netzwerken: Netzwerke, die bioelektrisch gemeinsam »feuern«, verstärken das interne synaptische Verknüpfungssystem … »cells that fire together wire together«.
(Bauer 2008, S. 58)

Wie in ▶ Kap. 1 beschrieben, ist bei Aphasie die **parallele / synchrone Steuerung** zentraler Programmier- und Produktionssysteme schwer betroffen, sodass parallele Verschaltungen der unterschiedlichen (sprachlichen und nichtsprachlichen) Netzwerke nicht adäquat bzw. nicht im richtigen Zeittakt durchgeführt werden können. Die gestörte zeitliche Koordination verhindert wiederum eine ausreichende **Automatisierung** der sprachlichen Reaktionen.

Mit dem MODAK-Vorgehen versuchen wir, diese Diskonnektionen zu verringern, indem wir die Aphasiker auf schonende Weise (»ANLAUF«!), fast spielerisch, anregen, jeweils ein Substantiv **gleichzeitig in unterschiedlichen Modalitäten** zu verarbeiten (hören / zeigen / sehen etc.).[2] Wenn diese multimodalen Übungen über einen gewissen Zeitraum mit vielen Substantiven wiederholt werden, können die dadurch parallel aktivierten Netzwerke in ihrer Aktivität verstärkt und allmählich wieder **synchronisiert** werden, d. h., in einen korrekten Rhythmus gelangen und damit eine gewisse **Automatisierung** erlauben.

> ❯ Durch die Modalitätenverknüpfung wird die parallele / synchrone Steuerung der spracherzeugenden und -verarbeitenden Prozesse geübt, die die Synchronisation der Netzwerke verbessert und damit eine Automatisierung der sprachlichen Reaktionen fördern kann.

2.2.2   2. Charakteristikum: ANLAUF

Ziel der siebenschrittigen ANLAUF-Sequenz ist, die oben beschriebenen neurophysiologischen Störungen der Hemmung, Aktivierung und Parallelität zu behandeln, um auf schonende Weise die Sprachproduktion anzuregen.

Auslöser für dieses Vorgehen war die Beobachtung, dass bei schweren Aphasien sowohl die Wortfindung als auch der Anstoß zur mündlichen Worterzeugung besonders schwer blockiert (= gehemmt) ist. Normale Benenn-Übungen mit Objektbildern (»Was ist das?«) sind kaum möglich und erzeugen häufig bei den Betroffenen starken psychischen Druck, weil allein schon die Wortfindung zu viel an Differenzierung verlangt (Luria 1982, S. 127, der von »Störung der Selektivität« spricht). Der bei der Suche nach dem Zielwort (semantische Komponente) entstehende psychische Druck wird noch dadurch verstärkt, dass der Patient sich gleichzeitig bemühen muss, für das gesuchte Wort zwei weitere Komponenten zu aktivieren: die phonologische Komponente für die Lautprogrammierung und den »Artikulator«, um die Artikulation durchzuführen.

Daher erscheint es sinnvoll, die Übungen zur Wortfindung und Wortproduktion zu splitten: Zunächst wird mit dem ANLAUF eine Sequenz von sieben Übungsschritten durchgeführt, bei denen die Aphasiker die Therapeutin zwar hören, aber nicht zum Sprechen aufgefordert werden, sondern nur zum **Handeln** (zeigen / geben / Wörter aus Buchstaben legen / abschreiben / selbstständig schreiben).

Während die Aphasiker die Aufforderungen **hören**, sich auf die verschiedenen Aufgaben konzentrieren und unterschiedliche Handlungen durchführen, ist anzunehmen, dass sie die Artikulationsbewegungen der Therapeutin andeutungsweise unbewusst mitmachen (»Motortheorie der Sprachwahrnehmung« Liberman et al. 1967; Hörmann 1970; Neppert u. Petursson 1986), sodass ihre spracherzeugenden und -verarbeitenden Prozesse immer wieder über die richtigen neuronalen Bahnen gelenkt werden. Auf diese Weise üben die Betroffenen über die sieben ANLAUF-Schritte die **Wortfindung** ohne den Druck, sofort mündlich reagieren zu müssen, sodass die **mündliche Produktion**, die erst im nachfolgenden DIALOG erwartet wird, durch die deblockierende Wirkung der ANLAUF-Schritte **schonend vorbereitet werden kann**.

Außerdem bewirkt die beim »ANLAUF« ständig wechselnde Folge von Aufgaben, dass die **neuronale Hemmung ununterbrochen trainiert** wird: Ist eine Aufgabe durchgeführt, müssen alle dafür nötigen Prozesse gehemmt werden, damit die nächste Aufgabe durchgeführt werden kann.

Ein anderer Effekt der sieben ANLAUF-Schritte ist, dass sich die Patienten nicht »behandelt« fühlen, sondern ständig selbst handeln müssen: Sie müssen sich auf wechselnde Aufgaben konzentrieren und sind ununterbrochen in Bewegung, um verschiedene Bilder zu zeigen oder auszuwählen, sowie Wörter aus Buchstaben zu legen oder zu schreiben etc. – Handlungen, die die **neuronale Aktivität erhöhen**.

Auch die Fähigkeit, **parallel zu handeln**, wird bei jedem ANLAUF-Schritt geübt (s. ▶ Abschn. 2.2.1).

> ❯ Der ANLAUF dient
> – zur Behandlung der neurophysiologischen Störungen der Hemmung, Aktivierung und Parallelität / Synchronie und
> – zur schonenden Vorbereitung der mündlichen Produktion = Vermeidung von psychischer Belastung beim Benennen.

2.2.3   3. Charakteristikum: Üben mit einem vollständigen Satz

Obwohl die meisten schwer betroffenen Aphasiker bestenfalls nur ein einziges Wort produzieren können, geht es bei MODAK von Anfang an um einen vollständigen Satz: einen einfachen Aussagesatz mit der Struktur S-V-O, wie z. B. »Anna trinkt Kaffee«. Das Subjekt des Satzes ist auf den Bildern zu sehen, das Verb wird von der Therapeutin gesprochen, das Objekt soll zunächst vom Aphasiker verstanden und nonverbal in den einzelnen Übungsschrit-

---

2 Diesem Vorgehen liegt die im Bauer-Zitat ausgedrückte sog. »Hebbsche Regel« zugrunde (Hebb 1949; s. auch Spitzer 1996, S.44)

ten aktiviert werden, sodass es im späteren Dialog produziert werden kann.

Auf diese Weise wird im ANLAUF in allen 7 Schritten immer **die gleiche syntaktische Struktur**, nämlich **Verb + direktes Objekt**, geübt, wobei ständig die gleiche Kombination von Erzeugungs- und Verarbeitungsprozessen aktiviert wird, um eine Automatisierung zu ermöglichen.

Möglicherweise entspricht diese Automatisierung dem »impliziten Wissen«, von dem Bauer (2008, S. 213/214) sagt:

» Es ist ein eingespieltes, implizites Wissen, mit dem wir komplizierte Vorgänge steuern, ohne dass wir uns die Einzelschritte bewusst machen … Manche, aber nicht alle erlernten Fähigkeiten müssen zunächst explizit, das heißt mit bewusstem Nachdenken oft, manchmal mühsam, durchexerziert werden, bevor sie – im Laufe der Zeit und bei entsprechender Übung – zu implizitem Wissen werden … Neurobiologisch ist implizites Wissen wie alles Wissen in Nervenzell-Netzwerken der Großhirnrinde und des limbischen Systems gespeichert, beim impliziten Wissen sind aber auch tiefer gelegene Hirnzentren einbezogen.

Für die Wiederholung der gleichen syntaktischen Struktur mit anderen Wörtern über längere Zeit sprechen zwei Gründe:

■ 1. Verb als Auslöser

In einer solchen V-O-Kombination fungiert das Verb als **Auslöser** für das Substantiv in Objektposition, besonders wenn Verb und Objekt in kollokativer Beziehung stehen (d. h., wenn es sich um Wörter handelt, die häufig gemeinsam vorkommen; (Priming = semantische bzw. assoziative Aktivierung: z. B. Engelkamp 1991, S. 342; Kahneman 2011, S. 72) (◘ Abb. 2.1).

Aufgrund dieser engen Verbindung zwischen Verb und Objekt ist die **Anzahl an Wörtern**, die dem Verb folgen können (und damit auch die Anzahl an Suchprozessen nach den entsprechenden Wörtern), wesentlich **geringer** als die unübersichtliche Menge von Wörtern, die nach einem Wort in Subjektposition denkbar wäre: »**Kaffee**« ist nach »trinkt« leichter abrufbar als z. B. das Verb »trinkt« nach einem Substantiv wie »Anna …«.

Substantive in Objekt-Position sind leichter abrufbar als substantivische Einzelwörter, wie Erfahrungen aus der Praxis gezeigt haben: Wenn ein Aphasiker ein Bild sieht, auf dem jemand eine Kaffeetasse in der Hand hat, während die Therapeutin gleichzeitig auffordernd »trinkt …« sagt, kann er leichter das Wort »Kaffee« produzieren, als wenn er nur die Abbildung einer Tasse sieht, ohne »trinkt …« zu hören.

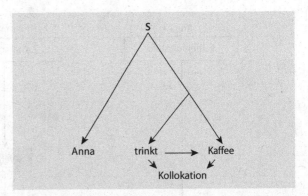

◘ **Abb. 2.1** Semantische Aktivierung (Priming)

■ 2. Satzbetonung

In einem Aussagesatz ist das **Objekt am Satzende** immer das am **stärksten betonte Element,** wird deshalb vermutlich stärker **aktiviert** und **kann dadurch leichter abgerufen werden** als das unbetonte Subjekt (Thema-Rhema-Theorie/Informationsstruktur, Lutz 1981).

▷ Gründe für das Üben mit einem vollständigen Satz:
   – Verben dienen als Auslöser für ihre direkten Objekte,
   – substantivische Objekte in der betonten Stellung am Satzende sind leichter abrufbar.

2.2.4 4. Charakteristikum: In 3 Stufen vom Satzende bis zum Satzanfang (◘ Abb. 2.2)

Wir beginnen die Therapie schwer betroffener Aphasiepatienten nie mit dem Satzanfang, sondern immer mit dem betonten substantivischen direktem Objekt am Satzende. Diese **erste Therapiestufe** erfordert erfahrungsgemäß viel Zeit.

In der **zweiten Therapiestufe** geht es um die Verben und gleichzeitig um die Verbindung Verb-Objekt: Die Patienten üben, die Verben in der richtigen Konjugationsform zu produzieren und sie mit den entsprechenden Objektnamen zu verbinden. Das heißt, die Verben werden nicht einzeln geübt, sondern immer in Kombination mit den dazugehörigen Objekten, sodass die enge Verbindung Verb-Objekt nun auch vom Patienten aktiv hergestellt wird.[3] Auch für diese Therapiestufe muss viel Zeit eingeplant werden.

---

3 Vermutlich werden dadurch auf der neurophysiologischen Ebene die Verbindungen zwischen den entsprechenden Netzwerken verstärkt (s. Spitzers »Trampelpfade«, Spitzer 2012).

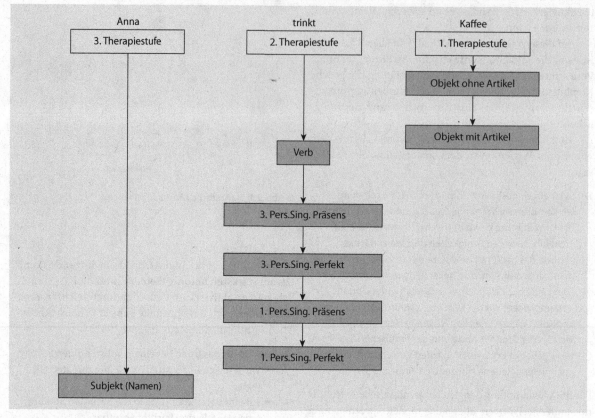

Abb. 2.2 Charakteristikum: In 3 Stufen vom Satzende bis zum Satzanfang

Es hängt von den individuellen Fortschritten ab, wann die **dritte Therapiestufe** erreicht werden kann. Erfahrungsgemäß fällt den Patienten die Produktion einer Subjekt-Prädikat-Folge wesentlich schwerer als die Produktion der Kombination Verb-Objekt, deshalb sollten sie erst dann aufgefordert werden, einen vollständigen Satz zu produzieren, wenn sie mit Verb-Objekt-Folgen in allen Modalitäten relativ locker umgehen können.

Erfahrungen in der Therapie haben aber gezeigt, dass etliche anfangs schwer betroffene Patienten fähig werden können, zu vollständigen S-V-O-Äußerungen zu gelangen, und damit die Voraussetzungen zum weiteren Sprachaufbau in Richtung normaler Sprache erreichen.

> Die Einteilung in drei Therapiestufen hilft, die Patienten vor Überforderung zu schützen: Längere Zeit wird auf einer Stufe nur das geübt (und allmählich automatisiert), was den jeweiligen sprachlichen Fähigkeiten entspricht.

2.2.5 5. Charakteristikum: Kleine Übungsschritte

Da die Aphasiepatienten große Schwierigkeiten haben, unterschiedliche neuronale Netzwerke parallel zu steuern, sollten sie besonders in der Anfangsphase ihre Aufmerksamkeit immer nur auf ein Übungselement richten müssen. Nur um dieses Element geht es in der Therapiesituation. Was der Patient evtl. an anderen sprachlichen Abweichungen produziert, sollte nicht beachtet werden. Allerdings bestätigen wir jeden seiner Übungsschritte in der sprachlich richtigen Form, so dass er zwar nicht direkt verbessert wird, die richtige Äußerung aber unterschwellig wahrnimmt.

Wenn es bei Übungen in Stufe 1 um den Objektnamen geht, ist es unwesentlich, ob ein Aphasiepatient »das Koffer« oder »die Hund« sagt. Es kommt nur darauf an, dass ihm allmählich die Worte »Koffer« oder »Hund« einfallen. Wenn wir den falschen Artikel verbessern, wird er unsere Verbesserung nicht aufnehmen können, weil er sich auf den Abruf des Substantivs konzentriert. Erst nach längerer Zeit wird er genügend Energie für den Abruf des korrekten Artikels zur Verfügung haben, aber wir sollten auch dann nicht erwarten, dass ein Artikel immer richtig produziert wird.

Wenn wir in Stufe 2 die Verbkonjugation üben, sollten wir auch daran denken, dass dafür **mehrere Programmier-schritte** nötig sind, die der Patient evtl. nur nach längerem Üben durchführen kann. Wenn er statt »liest« »lesen« sagt, hat er den ersten Schritt, den Abruf des Verbs, geschafft. Die Hemmung des Infinitivs und die Programmierung / Produktion des Personal- und des Zeitmorphems erfordern viele parallele Steuerungen und können vielleicht erst nach längerer Zeit erreicht werden. Wenn wir später die 1. Person Singular Präsens einführen, sagt der Patient vielleicht einige Zeit noch »ich isst«. Diese Abweichungen sollten wir nicht überbewerten; sie werden im Laufe der weiteren Therapie verschwinden.

Das gilt auch für die Schriftsprache. Fast alle schrift-sprachlichen Handlungen erfordern komplexe Steuerung, die schwer betroffene Aphasiker nur langsam bewältigen können. Deshalb sind beim »ANLAUF« die Schreibübungen auf drei Schritte verteilt: Wortlegen, Abschreiben und selbstständiges Schreiben.

> **Nur wenn wir in sehr kleinen Schritten üben, können wir verhindern, dass die Aphasiepatienten aufgrund ihrer ständigen Fehlerproduktion den Mut verlieren.**

2.2.6 6. Charakteristikum: Das Therapiematerial ist realitätsnah

In der neueren neurowissenschaftlichen Literatur wird vielfach die enge Wechselbeziehung zwischen Gehirn und Emotionen / geistigen Prozessen / Bewusstsein beschrieben (z. B. Goleman 1995; Damasio 1994, 2007, 2011; Spitzer 1996, 2012; Kandel 2006, 2014; Roth 1994, 2014): Den Anstoß zur ständig neuen Erzeugung von Sprache bekommen unsere sprachlichen Netzwerke auch durch das, was die Welt an Gedanken, Absichten, Gefühlen und Erinnerungen in uns hervorruft. Kandel berichtet z. B., dass beim Betrachten von als schön empfundenen Gemälden die orbitofrontale, präfrontale und motorische Region im Cortex der Betrachter aktiviert wurde (Kandel 2014, S. 445f).

Das gilt auch bei Aphasie: Je mehr das Therapiematerial die Patienten »anspricht«, desto besser können sie sprachlich reagieren. Die Bilder des Grundprogramms zeigen Situationen, wie sie jeder kennt. Die Aphasiker sehen sie in jeder Therapiesitzung, identifizieren sich teilweise mit ihnen und freunden sich mit den abgebildeten Personen an. Das fördert die Therapeutin dadurch, dass sie anonyme Bezeichnungen wie »der Mann«, »die Frau«, »das Kind« vermeidet und den Personen Namen gibt, die sie möglichst zusammen mit den Patienten aussucht.

> **Je mehr die Aphasiker in den Bildern ihre eigene Welt wiederfinden, desto stärker werden ihre Gefühle geweckt, die wiederum die Sprachprozesse aktivieren.**

2.2.7 7. Charakteristikum: Kommunikatives Üben

Es geht bei allen Übungen des Grundprogramms wie beim gesamten MODAK-Konzept nicht in erster Linie um sprachliche Korrektheit, sondern um

- **Kontakt zur Umgebung,**
- **Abbau der Angst** vor sprachlichem Reagieren,
- **Steigerung des Selbstwertgefühls.**

Es geht darum, dem Aphasiker wieder zu ermöglichen, Gedanken, Absichten, Gefühle auszudrücken – »sich« auszudrücken. Das impliziert, ihm wieder zu ermöglichen, Gedachtes oder Gefühltes mithilfe sprachlicher Bewegungsmuster anderen Menschen zu übermitteln. Dazu braucht er die Fähigkeit, von einer höheren (gedanklichen) Ebene aus eine immense Zahl an Programmierungs- und Produktionsprozessen nach einem strengen Zeitplan zu steuern. Diese Fähigkeit, die jeder Kommunikation zugrunde liegt, lässt sich nur langsam, in kleinen Schritten, aufbauen, sie sollte deshalb von Beginn an in der Therapie geübt werden.

Wir Therapeuten führen von Anfang an **Gespräche** beim Grundprogramm. Wir bitten die Aphasiker, etwas zu tun: uns etwas zu zeigen, uns etwas zu geben, etwas zu schreiben, etwas zu sagen. Wir lassen ihnen Zeit. Sie sollen sich wie bei normalen Gesprächen unter Freunden wohlfühlen, akzeptiert fühlen. Wir beachten möglichst wenig ihre Fehler und überhören ihre abweichenden Reaktionen wie Recurring Utterances, Automatismen, Paraphasien, Perseverationen etc. Wir unterhalten uns mit ihnen über die Bilder, über die Leute auf diesen Bildern und über ihre Einstellung zu diesen Bildern. Wir sind locker, und diese lockere Atmosphäre kann sich auf die Patienten übertragen. (Dass hinter dieser Lockerheit ein systematischer Übungsaufbau versteckt ist, müssen sie nicht erfahren.)

> **Die Erfahrung zeigt, dass solche »Gespräche« tatsächlich im Laufe der Zeit auch schwer betroffene Patienten aus ihrer Resignation oder Ablehnung herausholen können. Nicht alle, aber doch viele.**

ANLAUF

- Zeigen je eines von 4 Bildern
  („Zeigen Sie ...")

- Zuordnen von Schriftstreifen
  („Ziehen Sie")

- Zurückgeben der Schriftstreifen
  („Geben Sie mir ...")

- Zurückgeben der Bilder
  („Geben Sie mir ...")

- Wortlegen
  („Legen Sie ...")

- Abschreiben des Wortes mit Einsetzen des betonten Vokals
  („Schreiben Sie ...")

- Selbstständiges Schreiben des gelegten Wortes
  („Jetzt noch mal")

ANLAUF

DIALOG

Schriftstreifen nochmal zuordnen

◨ **Abb. 2.3** Die 7 Anlaufschritte

2.3   ANLAUF (◨ Abb. 2.3)

**Hinweise zum Vorgehen
in allen Therapiestufen**
- Patient und Therapeutin sitzen **über Eck**, nicht einander gegenüber.
  Nach einer alten Erkenntnis aus der Kommunikationswissenschaft stellt diese Sitzordnung zwischen Gesprächspartnern die beste Beziehung her. Außerdem können die Aphasiker bei schriftsprachlichen Übungen so besser erkennen, was die Therapeutin auf die Satzstreifen schreibt.
- Da sehr viele Patienten an einer Hemianopsie leiden, ist es wichtig, dass die Therapeutin **rechts** vom Patienten sitzt, um ihn daran zu gewöhnen, dass er seinen Kopf stärker als gewohnt nach rechts wendet (entsprechend einem Rat von Karl und Berta Bobath).
- Bei den ersten vier ANLAUF-Schritten liegen jeweils 4 Bilder auf dem Tisch, bei den Schriftsprache-Übungen jeweils nur ein Bild. Außer diesen Bildern darf **nichts** auf dem Tisch **sichtbar sein,** was sprachliche Assoziationen auslösen könnte: Wenn ein Wort gelegt wird, darf nur die Bildvorlage sichtbar sein; wenn ein Wort geschrieben wird, darf auf dem Papier kein anderes Wort zu sehen sein. Alle nicht zur Aufgabe gehörenden verbalen Wahrneh-

mungen stören die sprachlichen Reaktionen, weil Aphasiker sie nicht genügend **hemmen** können.
- Bei der Zusammenstellung der Bilder sollte darauf geachtet werden, dass semantische Nähe für schwer betroffene Aphasiker Auswahlprobleme schafft. Wörter aus dem gleichen sog. »semantischen Feld« sind assoziativ eng verbunden und können deshalb leicht kontaminieren (sich verschränken), z. B. »Janckel« aus »Jacke« und »Mantel«, oder sich gegenseitig ersetzen (»Bus« für »Taxi«). **Objektnamen aus einem »semantischen Feld« sollten deshalb nicht in der gleichen Vierergruppe vorkommen.**
- Bei der Zusammenstellung der Bilder für die einzelnen Therapiesitzungen sollte außerdem beachtet werden:
  - **Objektnamen:**
    1. Die vier Objektnamen sollten **unterschiedliche Initiallaute** haben, möglichst Konsonanten.
    2. Die vier Objektnamen sollten **unterschiedliche betonte Vokale** haben.
  - **Verben:**
    1. In jedem Set sollten vier **unterschiedliche Verben** vorkommen.
    2. Die **Lautmuster der vier Verben** sollten sich **deutlich unterscheiden** (nicht »hackt« und »harkt« in einem Set).

- **In jeder Sitzung werden alle 7 ANLAUF-Schritte durchgeführt,** weil ihre Verkettung und ihr wechselnder Einsatz wesentlich zur Aktivierung der Spracherzeugungs- und -verarbeitungsprozesse beitragen. Bei Zeitmangel können die schriftsprachlichen Schritte verkürzt werden (2 statt 4 Wörter legen / schreiben). Erst wenn im fortgeschrittenen Stadium der Dialog erweitert wird, kann die Übung »Zeigen« wegfallen.
- Nachdem bei einem ANLAUF-Schritt alle 4 Bilder behandelt worden sind, beginnen wir den nächsten Schritt, auch wenn die Reaktionen des Patienten nicht adäquat sind. In **keinem ANLAUF-Schritt** sollten die vier Bilder mehrmals geübt werden (»Langweilig!!« würden die Aphasiker denken oder sagen).
- **Bei keinem ANLAUF-Schritt fordern wir zum Sprechen auf.** Trotzdem sprechen manche Patienten das eine oder andere Wort mit, was durchaus erwünscht ist, solange sie nicht nonstop unverständlich sprechen.
- In keinem Fall wird das **falsch** Gezeigte / Gegebene / Geschriebene von der Therapeutin ausgesprochen, da sonst das falsche Lautmuster auch in die Verarbeitungsnetzwerke des Patienten gerät.
- Wenn der Patient nach zweimaliger Aufforderung nicht richtig reagieren kann, helfen wir (»**Als-ob-Vorgehen**«): Wir antworten für ihn und erreichen damit, dass die für diese Äußerung notwendigen Prozesse der Inneren Sprache über die richtigen Bahnen gelenkt werden (auch Rezeption bewirkt Aktivität der entsprechenden Prozesse).
- Bei keinem der ANLAUF-Schritte ist zu erwarten, dass sich sofort ein Lerneffekt zeigt. Die **Prozesse** werden geübt, nicht die Wörter gelernt! **Ein Übungseffekt stellt sich erst langsam ein,** nach einer mehr oder weniger langen Reihe von Therapiesitzungen.
- In jeder Sitzung bieten wir **vier andere Bilder** als vorher an: Die Wahrnehmung von etwas Neuem aktiviert, fördert die Aufmerksamkeit. Edelmann betont, dass echtes Lernen nur dann einsetzt, wenn etwas Neues, Überraschendes vorkommt, oder eine Erwartung verletzt wird (1993, S. 416). Aber es gibt noch einen anderen Grund, in jeder Sitzung neue Bilder anzubieten: Patienten haben häufig die Erwartung: »Das, was wir letztes Mal geübt haben, muss ich jetzt können!« Wenn diese Erwartung nicht erfüllt wird (sie kann nicht erfüllt werden, weil die Prozesse nicht so schnell gebessert werden), sind die Patienten enttäuscht und geraten unter Druck. Damit dieser Druck nicht aufkommt, sollten Wiederholungsübungen mit den Bildern der vorigen Sitzung nicht durchgeführt werden. Wiederholt wird auf gewisse Weise trotzdem: da wir ständig **gleiche Satzstrukturen** üben, ohne dass die Patienten es merken.
- Bei allen ANLAUF-Schritten sollte die Therapeutin das jeweilige Bild, um das es gerade geht, nicht ansehen, weil die Patienten die Blickrichtung der Therapeutin besonders aufmerksam betrachten, um ihre Sprachprobleme zu kompensieren.

2.3.1 Erste Therapiestufe: Substantive in Objekt-Position am Satzende

Wir beginnen den ANLAUF immer mit Verb-Objekt-Kombinationen am Satzende,

- die keinen Artikel enthalten (»kocht Suppe«),
- die häufig gemeinsam vorkommen (Kollokationen),
- die häufig vorkommende Situationen bezeichnen,
- bei denen die Anzahl der möglichen Objekte, die dem Verb folgen können, nicht zu groß ist (»trinkt« ist geeigneter als »kauft«).

- **Gründe für dieses Vorgehen**
- **Das substantivische direkte Objekt ist am leichtesten abrufbar.**
  Da die Aphasiker anfangs nur Einzelwörter äußern können, andererseits die Verben für die Sprachproduktion sehr wichtig sind, könnte es sinnvoll erscheinen, als Erstes einwertige Verben (z. B. »schläft«) zu deblockieren. Das ist aber nicht möglich, weil Aphasiker die stärker vernetzten **Substantive leichter verstehen und abrufen** als Verben, die wesentlich mehr grammatische Verarbeitung verlangen.
  Eine Erklärung dafür liefern neurobiologische Untersuchungen, die vermuten lassen, dass **Substantive** im Gegensatz zu Funktionswörtern **weniger lateralisieren.** Sie scheinen Neuronengruppen (Assemblies) zu entsprechen, die **weit über den Kortex verteilt** sind, sodass sie evtl. über die bei Aphasie weniger betroffene rechte Hemisphäre verarbeitet werden können (Pulvermüller 1996, S. 114; Weiss et al. 2003a, S. 237).
- Die ausgewählten Bilder signalisieren zunächst nur transitive Verben mit einem **substantivischen direkten Objekt ohne Artikel,** weil die Artikel den Aphasikern zusätzliche Schwierigkeiten bereiten. Erst nach einer Reihe von Sitzungen, deren Anzahl von den individuellen Möglichkeiten der Patienten abhängt, kön-

nen V-O-Kombinationen mit einem Artikel geübt werden, wobei dann in jeder Vierergruppe nur Objektnamen mit dem gleichen Artikel geübt werden sollten.

2.3.2 Zweite Therapiestufe: Verben

Da **Verben** ständig in allen ANLAUF-Schritten **rezeptiv verarbeitet** werden, ergibt sich – wie die therapeutische Erfahrung gezeigt hat – allmählich ein Übungseffekt, sodass die Verben **nach einiger Zeit besser verstanden, leichter produziert** und im weiteren Verlauf des Grundprogramms in eingeschränktem Maß **schrittweise konjugiert** werden können.

- **Wir beginnen mit der 3. Person Singular Präsens:**
Die Patienten haben diese Verbform häufig gehört und evtl. teilweise mitgesprochen, deshalb ist es sinnvoll, mit dieser Form zu beginnen, obwohl Infinitiv und Perfekt im Allgemeinen leichter produziert werden können.
- **Wir beginnen nicht mit dem Infinitiv**, obwohl er den Aphasikern leichter fällt. Aber gegen ihn spricht, dass es erfahrungsgemäß schwierig ist, später von automatisierten Infinitivformen aus die Sätze auszubauen. »Kaffee trinken …« lässt sich nicht zu der Vielfalt der grammatikalisch korrekten Satzerweiterungen weiterentwickeln. Die häufige Aktivierung und allmähliche Automatisierung der Kombination konjugiertes Verb-Objekt bietet dagegen die Möglichkeit **zur Anbahnung weiterer Satzstrukturen und zum flexibleren Umgang mit grammatischen Elementen.**
- **Wir beginnen nicht mit dem Perfekt:** Obwohl den Aphasikern der Abruf dieser Verbform im Allgemeinen leichter fällt als die Form der 3. Person Singular Präsens, erscheint es nicht sinnvoll, mit dieser Form in das Grundprogramm einzusteigen, weil Bildwahrnehmung und Bildbeschreibung sich dabei nicht entsprechen würden. Wenn ein Patient auf einem Bild sieht, wie jemand Kaffee trinkt, erscheint es unnatürlich, wenn er beim ersten Kontakt mit diesem Bild hört: »hat Kaffee getrunken«
- **3. Person Singular Perfekt:** Wenn die Verben in der 3. Person Singular Präsens einige Zeit geübt worden sind und relativ gut produziert werden können, ist es möglich, die Form der 3. Person Singular Perfekt einzuführen. Sie fällt den Patienten relativ leicht.
- **1. Person Singular Präsens und Perfekt:** Etwas mehr Mühe macht später die Form der **1. Person Singular Präsens,** kann aber doch von vielen Patienten allmählich automatisiert werden. Weniger schwer fällt den Patienten danach die Form der **1. Person Singular Perfekt,** weil nur das vorher geübte Hilfsverb »hat …« durch »habe …« ersetzt werden muss.

Übungen mit weiteren Konjugationen finden nicht mehr im systematisch aufgebauten Grundprogramm statt, sondern werden variabler in den Therapieabschnitten »Satzerweiterungen« und »Kommunikative Grammatik« durchgeführt.

2.3.3 Dritte Therapiestufe: Substantive in Subjekt-Position am Satzanfang

In der letzten Therapie-Stufe des Grundprogramms wird auch das **Subjekt** produziert.

- Es sieht so aus, als ob die Kombination Subjekt-Prädikat mehr an Planung, Verarbeitung und Gedächtnis verlangt als die Kombination Verb-Objekt. Während das Prädikat mit V-O-Kombinationen Wörter umfasst, die häufig gemeinsam vorkommen (z. B. Kollokationen wie »backt Kuchen«; »mäht den Rasen«), kann das Subjekt, da es am **Satzanfang nicht eng mit einem vorhergehenden Wort verbunden ist, nicht** durch ein anderes Wort aktiviert werden und löst auch nicht zwingend nachfolgende Wörter aus. Im spontanen Erzählen haben Aphasiker häufig große Mühe, anschließend an das Subjekt den Satz weiterzusprechen. Sie beginnen manchmal mit »Ich …« oder einem anderen Wort in Subjektstellung, stoppen und sagen dann: »weg«.
- Der Übergang vom Subjekt zum Verb wird beim Grundprogramm durch die Bilder erleichtert, deren stimulierende Wirkung nicht unterschätzt werden sollte. Es ist denkbar, dass die häufigen Übungen mit Bildern helfen, die Verbindung vom Subjekt zum Verb zu stärken, sodass sie auch beim spontanen Sprechen besser gefunden wird.
- Deshalb ist es in vielen Fällen möglich, den Übergang von der Verbstufe in die 3. Therapiestufe fließend zu gestalten: Während der Patient noch die verschiedenen Verbformen übt, kann die Therapeutin bei ihren Fragen schon die auf den Bildern dargestellten Personen mit Namen bezeichnen und auf diese Weise den Patienten daran gewöhnen, dass diese Personen mit ins Gespräch kommen.
- Die auf den Bildern dargestellten Personen sollten wir möglichst mit **Namen aus der Umgebung der Patienten oder aus ihrem Freundeskreis** bezeichnen, evtl. auch mit Namen bekannter Personen oder zumindest mit Namen, die häufig vorkommen und leicht auszusprechen sind (»Anna«, »Hanno«, »Herr Müller« etc.). Die Bilder gewinnen dadurch an Lebendigkeit und motivieren die Patienten stärker als anonyme Bezeichnungen wie »der Mann« / »die Frau«.

> Die sprachliche Entwicklung über diese 3 Stufen kann bei manchen Patienten in wenigen Monaten erreicht werden, bei anderen dauert sie vielleicht Jahre, und manche Patienten können nicht die ganze Entwicklung mitmachen.

Aber selbst wenn schwer betroffene Patienten kaum über die erste Stufe hinauskommen, **verbessern sie sich** fast immer **kommunikativ**. Sie können besser verstehen, ihre Äußerungen werden lockerer, sie finden häufiger das richtige Wort oder zumindest eine Assoziation, die den Gesprächspartner zum beabsichtigten Wort hinführt. Sie lernen, alle Verständigungsmittel einzusetzen: Sprechen, Schreiben, Gestik, Zeichnen. Sie bekommen Mut, auch dann »mitzureden«, wenn die Wörter nur langsam kommen und nur halbrichtig sind. Und, vor allem, sie reagieren nicht nur in der Therapie kommunikativ, sondern teilen sich auch außerhalb der Therapie ihrer Umgebung mit.

2.3.4 Durchführung des ANLAUFs

Zeigen (Schwerpunkt: auditives Verstehen)

- **Vorgehen**
- Vier Bilder liegen im Quadrat auf dem Tisch. Sie repräsentieren Sätze mit V-O-Kombinationen ohne Artikel, z. B. »trinkt Kaffee« / »spielt Tennis« / »hackt Holz«/ »isst Suppe«.
- **Die Therapeutin erklärt nicht, was auf den Bildern zu sehen ist,** sondern sagt, etwas langsamer und deutlicher als zu Nicht-Aphasikern, aber mit natürlicher Intonation: »Zeigen Sie ›trinkt Kaffee‹!«
- Die Therapeutin bittet in unregelmäßiger Reihenfolge, alle vier Bilder zu zeigen. Wenn drei Bilder gezeigt worden sind, wissen die Patienten schon, welches Bild als Nächstes genannt wird, und zeigen evtl. darauf, bevor die Therapeutin etwas sagt. Man könnte das dadurch verhindern, dass man ein schon genanntes Bild noch einmal zeigen lässt. Ich tendiere dazu, den Patienten den Spaß zu gönnen, dass sie schon ohne Aufforderung wissen, was nun gezeigt werden soll.

> Die ganze Übung sollte locker, nicht schulisch, eher im Ton eines Gesprächs ablaufen.

Die Therapeutin sagt möglichst **nur bei der ersten Aufforderung** »Zeigen Sie …«, denn die Patienten wissen ja, was von ihnen erwartet wird. Es reicht, wenn sie nach den übrigen Bildern mit »… spielt Tennis«, »… isst Suppe« etc. fragt. Falls es die Patienten nicht überfordert, kann man – wenn das Grundprogramm schon öfter durchgeführt wurde und ein Patient besser versteht – mehr zu den Bildern

sagen: »Haben Sie auch Tennis gespielt?« / »Trinken Sie gern Kaffee?« etc.

- **Probleme**
- Der Patient **versteht evtl. den Sprechakt nicht,** d. h., er versteht nicht, dass er **handeln** (zeigen) soll. In diesem Fall sollte die Therapeutin zunächst ihre Aufforderung wiederholen. Falls dies auch nicht die gewünschte Reaktion bewirkt, sollte sie mit dem Patienten zusammen oder auch allein auf das Bild zeigen, während sie das Wort »Kaffee« langsam und deutlich wiederholt.
- Der Patient versteht zwar – oder weiß aus vorherigen Sitzungen –, dass er auf ein Bild zeigen soll, aber er hat das Wort »Kaffee« **nicht verstanden.** In diesem Fall wiederholt die Therapeutin »Kaffee« langsam und deutlich, sagt evtl. auch »trinkt **Kaffee**« oder »trinkt eine Tasse **Kaffee**« (»Kaffee« betonen).
- Der Patient hat zwar »Kaffee« verstanden, aber er **schaut auf ein anderes Bild,** das ihn fasziniert, z. B. auf »spielt Tennis«. Dann kann es passieren, dass er durch sein visuelles System beeinflusst wird und die Schallwellen, die eigentlich »trinkt Kaffee« übermitteln, mit seinem Sprachverarbeitungssystem in **»spielt Tennis« umwandelt,** diesen Satz zu hören glaubt und daher auf das entsprechende Bild zeigt.
- Es ist auch möglich, dass der Patient die Aufforderung zwar versteht, aber trotzdem falsch zeigt, weil er sie **nicht lange genug im Gedächtnis behalten** hat (wieder ist evtl. die Ablenkung durch die anderen Bilder zu stark).
  In solchen Fällen sollte die Therapeutin keinesfalls sagen: »Nein, spielt Tennis‹ habe ich nicht gesagt«, sondern sollte zunächst langsam und deutlich »trinkt **Kaffee**« wiederholen. Falls das nicht genügt, könnte sie sagen: »Sehen Sie mich mal an! ›Trinkt **Kaffee**‹!«. Häufig können die Patienten richtig reagieren, wenn sie die Therapeutin ansehen.
- Manche flüssig sprechenden Aphasiker **hören nicht auf, selbst zu sprechen,** und achten nicht auf die Worte der Therapeutin. Trotzdem sollte sie versuchen, die Übung durchzuführen, indem sie durch Augenkontakt und Gestik den Patienten zu unterbrechen versucht und die Hand des Patienten zum Bild führt. Erfahrungsgemäß können sich diese Aphasiker nach einiger Zeit besser auf die Therapeutin einstellen.

Der **Exkurs** ► Was geschieht beim Zeigen? liefert Hintergrundinformationen zu dieser Übungssequenz.

2

- Schwerpunkt ist das Training des **auditiven Verstehens**, wobei eine Aktivierung der Sprachverarbeitungsprozesse stattfindet, weil der Patient die Schallwellen selbstständig in Lautmuster umwandeln und in sein Gedächtnis aufnehmen muss.
- Das **verbale Gedächtnis** wird trainiert: Der Patient muss die Aufforderung der Therapeutin im Gedächtnis behalten,

während er die Bilder der Reihe nach ansieht.
- Bei der Suche nach dem richtigen Bild werden die **Hemmprozesse** trainiert, da jedes der drei nicht genannten Bilder diverse Wörter signalisiert, die der Patient, während er sie ansieht, hemmen muss. Das fällt Aphasikern schwer und gelingt häufig erst nach einer Reihe von Therapiesitzungen.

- Die **parallele Verarbeitung** wird geübt: Die zugrunde liegenden **sprachlichen Prozesse** werden (bei der Bildwahrnehmung) mit den Prozessen des **visuellen Systems** und mit den Systemen der **Handmotorik** verknüpft.
- Die Handlung des Zeigens und die gesteigerte Aufmerksamkeit beim Auswählen des gesuchten Bildes **aktivieren** den Patienten insgesamt.

Zuordnen der Schriftstreifen (Schwerpunkt: Lesesinnverständnis)

- **Vorgehen**
- Die 4 Bilder liegen auf dem Tisch. Die Therapeutin schreibt jeden Teilsatz (V-O-Kombination) deutlich entweder in Blockbuchstaben oder kleinen Druckbuchstaben – je nach Wunsch des Patienten – auf Papierstreifen und spricht dabei aus, was sie schreibt.
- Danach bietet sie die 4 Streifen, aufgefächert wie Lose, die unbeschriebene Seite nach oben, dem Aphasiker an: »Ziehen Sie bitte!«
- Sie bittet ihn dann herauszufinden, zu welchem Bild der jeweils gezogene (Teil-)Satz passt. Wenn der Patient die Grundprogramm-Routine noch nicht kennt und ihre Worte nicht versteht, benutzt sie dabei Gestik.
- Bevor oder während der Patient einen Schriftstreifen zieht, **verrät die Therapeutin nicht,** was auf dem Streifen steht – dies ist eine **Lese**übung für den Aphasiker! Wenn sie ihm genügend Zeit gelassen hat und er nach zweimaliger Aufforderung den gezogenen Streifen immer noch nicht zuordnen kann, zeigt sie auf das Substantiv und sagt etwa: »Schauen Sie: Hier steht **Kaffee**!«
- Beim Zuordnen wird der Aphasiker nicht aufgefordert, die Sätze selbst laut vorzulesen, da es bei dieser Übung nur um das **Lesesinnverständnis** geht und nicht um das laute Lesen. Wenn ein Satzstreifen richtig zugeordnet worden ist, wiederholt die Therapeutin bestätigend den entsprechenden Satz.

Fast alle Aphasiker, die nicht lesen können, legen die Schriftstreifen so auf den Tisch, dass die Buchstaben nicht auf dem Kopf stehen. Schriftsprachliche Restfähigkeiten sind offenbar häufig vorhanden.

- **Probleme**
- Wird der **Schriftstreifen dem falschen Bild zugeordnet,** gibt die Therapeutin dem Aphasiker den Streifen

zurück und bittet ihn, sich noch einmal das geschriebene Substantiv anzusehen und zu prüfen, ob es wirklich zum Bild passt. Wenn er auch beim zweiten Mal nicht richtig reagieren kann, liest sie ihm das Substantiv vor und hilft ihm, den Streifen zuzuordnen.
- Diese Übung ist auch für Aphasiker sinnvoll, die **überhaupt nicht lesen können:** Sie soll die Lesefähigkeit wieder aufbauen. In diesem Fall kann die Therapeutin, nachdem sie dem Patienten Zeit zum Ansehen der Wörter gegeben hat, **vorlesen,** was auf dem Schriftstreifen steht. Während er auf das Geschriebene schaut, erhält er simultan auditive und visuelle Informationen. Dadurch – und unterstützt durch die übrigen MODAK-Übungen – werden offenbar die **Leseprozesse angeregt,** denn viele Aphasiker können nach einiger Zeit immer mehr Wörter zumindest ganzheitlich lesen und die Schriftstreifen selbstständig zuordnen.

Der **Exkurs** ► Was geschieht beim Zuordnen der Schriftstreifen? liefert Hintergrundinformationen zu dieser Übungssequenz.

Zurückgeben der Schriftstreifen (Schwerpunkt: auditives Verstehen + Lesesinnverständnis)

- **Vorgehen**
- Die Schriftstreifen liegen unter den 4 Bildern.
- Die Therapeutin sagt, während sie auf alle 4 Schriftstreifen tippt: »Geben sie mir ›trinkt Kaffee‹«.
- Danach bittet sie um die anderen drei Schriftstreifen und hilft unter Hinweis auf das geschriebene Substantiv, den richtigen Schriftstreifen zu finden.

Der **Exkurs** ► Was geschieht beim Zurückgeben der Schriftstreifen? liefert Hintergrundinformationen zu dieser Übungssequenz.

Was geschieht beim Zuordnen der Schriftstreifen?

- Schwerpunkt ist das Üben der Leseprozesse, die mit den Prozessen der Bildwahrnehmung und des auditiven Verstehens verknüpft werden.
- Der Patient trainiert das verbale Gedächtnis, weil er behalten muss, was er gerade auf dem Schriftstreifen gelesen hat, während er den Streifen dem entsprechenden Bild zuordnet.

- Er trainiert neuronale Hemmprozesse, wenn er beim Lesen Assoziationen unterdrückt und beim Zuordnen der Schriftstreifen die Signale der nicht passenden Bilder hemmt.
- Der Patient sieht die Worte auf dem Schriftstreifen und hört, wie die Therapeutin sie ausspricht – entweder nachdem er die Schriftstreifen richtig zugeordnet hat oder wenn die Therapeutin

ihm beim Lesen hilft. Dabei wird immer parallele Verarbeitung geübt.
- Das spielerische Ziehen der Schriftstreifen, die anschließenden Handbewegungen beim Zuordnen der Streifen und die gesteigerte Aufmerksamkeit beim Auswählen des passenden Bildes aktivieren den Patienten insgesamt.

Was geschieht beim Zurückgeben der Schriftstreifen?

- Schwerpunkt ist die Verbindung der Modalitäten **auditives Verstehen** und **Lesen**. Die nonverbale visuelle Wahrnehmung (Bildererkennen) unterstützt den Lesevorgang, weil die Schriftstreifen unter den entsprechenden Bildern liegen.
- Selbst wenn ein Patient die geschriebenen Wörter nicht erkennt und einen Schriftstreifen nur korrekt zurückgibt, weil er auditiv versteht, welches Bild die Therapeutin nennt, wird seine Aufmerksamkeit doch im Moment des Zurückgebens auf die Schrift gelenkt, sodass er allmählich, evtl. ganzheitlich, das Substantiv liest.
- Viele Aphasiker sprechen beim Zurückgeben das Substantiv oder den

Teilsatz aus. Das heißt, dass die Kombination von Verstehen, Auf-die-Schriftstreifen-Sehen, In-die-Hand-Nehmen und Zurückgeben eine stimulierende Wirkung auf das Sprechen hat.
- Beim Zurückgeben der Schriftstreifen kommt manchmal etwas Erstaunliches vor: Der Patient reagiert richtig, obwohl er sowohl beim Zeigen als auch beim Zuordnen der Schriftstreifen Probleme hatte, d. h., obwohl die Prozesse, die für das **auditive Verstehen** und das **Lesen** verantwortlich sind, **nicht korrekt funktionierten**. Diese Reaktion könnte evtl. durch die Hebbsche Regel erklärt werden: Wenn zwei unterschiedliche Netzwerke (hier das auditive und das

visuelle, die Schriftsprache verarbeitende Netzwerk) **parallel** aktiviert werden, erhöht sich ihre Effektivität (s. z. B. Spitzer 1996, S. 44).
- Die gesteigerte Aufmerksamkeit beim Auswählen der Bilder und die anschließenden Handbewegungen beim Zurückgeben der Schriftstreifen **aktivieren** den Patienten insgesamt.

Trainiert werden außerdem
- **sprachliche Hemmprozesse** beim Unterdrücken der Signale der drei jeweils nicht genannten Bilder,
- die **parallele Verarbeitung** sprachlicher, visueller und motorischer Systeme, das **verbale Gedächtnis**.

Zurückgeben der Bilder (Schwerpunkt: auditives Verstehen)

- **Vorgehen**
- Die Therapeutin lässt sich in Zufallsreihenfolge die Bilder zurückgeben, mit dem Hinweis: »Jetzt räumen wir den Tisch ab – Geben Sie mir …«

- **Probleme**
- Wie bei den vorhergehenden Übungsschritten versteht der Aphasiker evtl. nicht, **dass er selbst etwas tun soll (d. h., er versteht den Sprechakt der Aufforderung nicht)**. Die Therapeutin zeigt ihm per Geste, dass er ihr die Bilder zurückgeben soll.
- Der Aphasiker versteht zwar, dass er etwas tun soll, aber er kann **die Bedeutung der Wörter nicht abrufen**, die die Therapeutin sagt. Oder er **sieht** – wie beim »Zeigen« – **ein anderes Bild als das von der Therapeutin genannte an,** während er die Aufforderung hört, und gibt daraufhin ein falsches Bild zurück. Die Therapeutin bittet ihn daraufhin, ihre

Aufforderung noch einmal anzuhören. Wenn wieder die gewünschte Reaktion ausbleibt, hilft sie.

Der **Exkurs** ▶ Was geschieht beim Zurückgeben der Bilder? liefert Hintergrundinformationen zu dieser Übungssequenz.

Wortlegen (Schwerpunkt: Abruf der Wörter aus dem orthographischen Lexikon + Graphem-Phonem-Konversion)

Diese Übung hat sich als besonders nützlich erwiesen. Erfahrungsgemäß wirkt sie sich nicht nur auf die schriftsprachlichen Modalitäten aus, sondern fördert auch die mündliche Sprachproduktion. In vielen Fällen gibt sie den entscheidenden Anstoß zu Fortschritten.

- **Vorgehen**
- Ein Klemmbord wird auf den Tisch gelegt, darüber eins der vier Bilder, aber **keine schriftliche Vorlage** für das zu legende Wort.

2

Was geschieht beim Zurückgeben der Bilder?

- Schwerpunkt ist, wie bei der Übung »Zeigen«, das **auditive Verstehen**, das bei dieser Übung noch stärker gefordert wird als bei der Übung »Satzstreifen zurückgeben«, weil die geschriebene Information, die den Aphasikern die Auswahl der Bilder erleichtert, unter den Bildern fehlt.
- Häufig wird beim Zurückgeben der Bilder auch die **mündliche Produktion** angeregt. Es scheint, dass das Überrei-

chen eines Bildes eine noch stärker deblockierende Wirkung auf das Sprechen hat als das Zeigen. Viele Aphasiker sprechen dabei das entsprechende Substantiv oder den Satz aus.
- Die Prozesse des **auditiven Verstehens** und der **visuellen Wahrnehmung** werden verknüpft.
- Die gesteigerte Aufmerksamkeit beim Auswählen der gewünschten Bilder und die anschließenden Handbewe-

gungen **aktivieren** den Patienten insgesamt.

Trainiert werden außerdem
- **sprachliche Hemmprozesse** beim Unterdrücken der von den Bildern signalisierten Wörter,
- die Aktivierung und **parallele Verarbeitung** sprachlicher, visueller und motorischer Systeme,
- das **verbale Gedächtnis**.

- Die Therapeutin sagt noch einmal, was auf dem Bild zu sehen ist, z. B. »spielt Tennis«.
- Anschließend legt sie die passenden Buchstaben für »Tennis« durcheinander gemischt auf den Tisch, legt das »T« unter das Bild und bittet den Aphasiker: »Legen Sie bitte ›Tennis‹!«
- Während der Aphasiker das Wort zu legen versucht, spricht die Therapeutin es mehrmals langsam aus.
- Die schwer betroffenen Patienten zögern anfangs häufig beim ungewohnten Wortlegen. Die Therapeutin muss sie erst dazu ermutigen und ihnen helfen: Da sie nur Buchstaben anbietet, die zum Wort gehören, kann sie zunächst alle Reaktionen bestätigen (während sie die richtige Reihenfolge verbessert) und damit die Patienten ermutigen.

Beispiel

- Der Patient möchte »Tennis« legen. Das »T« ist als Anfangsbuchstabe vorgegeben. Nun schiebt der Patient etwas zögernd das »i« neben das »T«. Die Therapeutin sagt in bestätigendem Tonfall: »Ja, schön – nur etwas weiter nach hinten!«, und schiebt das »i« nach rechts. Nun schiebt der Patient das »n« neben das »T«. Die Therapeutin wiederholt, was sie eben gesagt und getan hat, und hilft danach auch mit den anderen Buchstaben. (= »Als-ob-Vorgehen«: Durch diese vorsichtige Hilfe soll es so aussehen, als ob der Patient selbst richtig gehandelt hätte. Sie wird von den Patienten häufig kaum bemerkt.) Die Therapeutin könnte aber auch direkt auf ihre Hilfe hinweisen: »Jetzt machen wir mal **Teamwork!**«
- In der ersten Therapiephase werden nur die Objektnamen aus Buchstaben gelegt.
- Wenn das Wort richtig zusammengelegt ist, kann man oft ein Aha-Erlebnis beobachten: Der Aphasiker gibt zu verstehen, dass er das Schriftbild wiedererkennt. Manchmal kann er dann das Wort laut vorlesen, auch wenn er es vorher nicht aussprechen konnte.
- Erfahrungsgemäß entwickeln fast alle Patienten allmählich ein Gefühl für die richtige Buchstabenkombi-

nation, besonders dann, wenn sie, unabhängig vom Grundprogramm, bei anderen Übungen oder zu Hause auch viele Wörter legen, die sie interessant finden.
- Später, wenn das Wortlegen zur Routine geworden ist, muss die Therapeutin nicht mehr nach jedem falsch gelegten Buchstaben eingreifen, sondern kann die Aphasiker in Ruhe Buchstabenkombinationen probieren lassen. Aber auch dann noch – während ein Patient die Buchstaben hin und her schiebt und sie so lange austauscht, bis ihm das gelegte Wort richtig zu sein scheint – spricht sie es mehrmals langsam aus.

- **Probleme**
- Schwer betroffene Aphasiker haben häufig ihre schriftsprachlichen Fähigkeiten fast völlig verloren und **möchten weder Lesen noch Schreiben** üben. Da diese schriftsprachliche Übung auch die lautsprachlichen Prozesse anregt, ist es sinnvoll, die Patienten **mit sanfter Energie zum Mitmachen zu bewegen**.
- Manchmal **dauert es bei schwer betroffenen Patienten sehr lange**, bis sie mit **Buchstaben umgehen** und so die **Phonem-Graphem-Beziehung** aufbauen können. Auch wenn über eine ganze Reihe von Therapiesitzungen kaum Fortschritte zu erkennen sind, sollten wir nicht aufgeben: Die überaus **positive Wirkung** dieses Vorgehens zeigt sich **manchmal erst nach längerfristigem Üben**.

Der **Exkurs** ▶ Was geschieht beim Wortlegen? liefert Hintergrundinformationen zu dieser Übungssequenz.

Abschreiben + Einsetzen des betonten Vokals (Schwerpunkt: Abschreiben + Graphem-Phonem-Konversion)

- **Vorgehen**
- Die Therapeutin nimmt aus dem gelegten Wort den betonten Vokal heraus.
- Sie bittet den Aphasiker, das Wort abzuschreiben und den Vokal selbstständig einzusetzen.

- Schwerpunkt ist der Abruf der Wörter aus dem **orthographischen Lexikon** (die Aktivierung des abstrakten Schriftbildes) und die **Graphem-Phonem-Konversion**, die den Aphasikern durch den Umgang mit den einzelnen Buchstaben wieder ins Bewusstsein gebracht wird.
- Die **innere Artikulation** wird trainiert. Das, was beim Sprechen in Höchstgeschwindigkeit abläuft – die Aneinanderreihung von Lauten –, wird beim

Zusammenlegen der Buchstaben auf dem Tisch langsam vollzogen, also in einem für Aphasiker angemessenerem Tempo.
- Die Synthese der Buchstaben wird in **mehreren Modalitäten** geübt: schriftsprachliche, auditive und motorische Prozesse arbeiten gleichzeitig (**Parallelität**).
- Die gesteigerte Aufmerksamkeit und die Handbewegungen beim Arbeiten

mit den Buchstaben **aktivieren** den Patienten insgesamt.

Trainiert werden außerdem
- die **sprachlichen Hemmprozesse**, die die Assoziationen zum Zielwort unterdrücken müssen,
- das **verbale Gedächtnis**: Während der Patient die Buchstaben zusammenlegt, muss er das Zielwort im Gedächtnis behalten.

- Während der Patient schreibt, spricht die Therapeutin das Wort langsam Silbe für Silbe mit.
- Auch bei dieser Übung kommt es häufig vor, dass ein Aphasiker das Wort, das er gerade schreibt, unaufgefordert ausspricht, auch wenn er es vorher nicht artikulieren konnte.

• **Probleme**
- Manche hemiplegische Aphasiepatienten **weigern sich, mit der linken Hand zu schreiben.** Die Therapeutin sollte ihnen erklären, dass das Schreiben hilft, Sprechen und Verstehen zu verbessern.
- Wenn ein Patient auch **die linke Hand nicht genügend steuern kann** (Apraxie), um Buchstaben abzuschreiben, muss zunächst auf diesen und den nächsten Übungsschritt verzichtet werden. Das Abschreiben sollte der Patient mit der linken Hand in »Buchstabenschienen« üben, möglichst in der Ergotherapie oder zu Hause (◘ Abb. 2.4).
- Wenn ein Patient **einen falschen Vokal in die Wortlücke einsetzt,** sagt die Therapeutin: »Da muss ich mal radieren« (statt: »Nein, das ist falsch«), und gibt 3 Vokale zur Auswahl vor. Häufig kann sich der Patient dann an den richtigen Vokal erinnern. Wenn nicht, lehnt sie den ersten oder auch noch den zweiten falsch gewählten Vokal ab, bis der richtige übrig

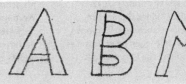

◘ Abb. 2.4 Buchstabenschienen für apraktische Störungen

bleibt. Auch wenn das Einsetzen des Vokals Mühe macht, ist diese Übung sinnvoll, weil der Aphasiker über den Vokal nachdenken muss und so wie bei der vorigen Übung vom eher ganzheitlichen Umgang mit dem Wort allmählich zur Analyse und Synthese der Wörter kommt.
- Wenn beim Abschreiben ein **falscher Buchstabe geschrieben** wird, sollte er sofort wegradiert werden, weil er schnell ins Gedächtnis aufgenommen werden könnte. Nur weniger schwer betroffene Patienten sollte die Therapeutin ohne Unterbrechung abschreiben lassen und sie dann bitten, das gelegte und das abgeschriebene Wort zu vergleichen, um eventuelle Fehler zu suchen.

Der **Exkurs ►** Was geschieht beim Abschreiben und Vokaleinsetzen? liefert Hintergrundinformationen zu dieser Übungssequenz.

- Schwerpunkte sind die Prozesse der Modalität »Abschreiben« und die Auswahl einzelner Vokale, d. h., die **Phonem-Graphem-Konversion.** (Aphasiker können unter den wenigen Vokalen leichter den richtigen auswählen; unter der größeren Menge der Konsonanten ist eine Auswahl schwerer.)
- Das gesamte Vokalinventar wird **aktiviert** und daraus der Zielvokal ausgewählt, der **aktiviert bleibt,** während

die übrigen Vokale gehemmt werden (Parallelität).
- Der Aphasiker trainiert das **verbale Gedächtnis** beim Abschreiben und beim Einsetzen des Vokals: Er sieht der Reihe nach Buchstaben des gelegten Wortes an und muss jeden Buchstaben im Gedächtnis behalten, während er zum Blatt blickt, um ihn zu schreiben. Während er schreibt, muss er sich an den Vokal erinnern, den er beim

Wortlegen gesehen hatte, und ihn selbstständig einsetzen.
- Die **Hemmprozesse** werden geübt, weil Buchstaben-Assoziationen unterdrückt werden müssen.
- Die schriftsprachlichen Prozesse werden mit Prozessen des auditiven Verstehens verbunden (**Parallelität**).
- Die gesteigerte Aufmerksamkeit bei diesen diversen Handlungen aktiviert den Patienten insgesamt.

2

Was geschieht beim selbstständigen Schreiben?

- »Neurowissenschaftliche Untersuchungen mit Magnetresonanz-Tomographie (MRT) zeigen …, dass das Erkennen von Buchstaben, die durch Schreiben mit einem Stift gelernt wurden, zu einer verstärkten Aktivität in motorischen Hirnregionen führt. … Daraus lässt sich schließen, dass das Formen von Buchstaben mit einem Stift motorische Gedächtnisspuren anlegt, die bei der Wahrnehmung von Buchstaben aktiviert werden und das Erkennen des Buchstabens in seinem visuellen Erscheinungsbild erleichtern« – so schreibt Spitzer (2012, S. 180ff) über Kinder, die nicht an Aphasie leiden; aber die Erfahrungen aus der Therapie legen nahe, dass dies auch für aphasische Patienten gilt.

- Alle dem **Schreiben zugrunde liegenden Prozesse,** u. a. der selbstständige Abruf des graphematischen Wortbildes und die Graphomotorik, werden geübt, wobei sie mit den Leseprozessen und den Prozessen der inneren Artikulation verknüpft werden **(Parallelität).**
- Selbst schwer betroffene Aphasiker, die Mühe haben, ein Wort richtig zu legen, können häufig, unmittelbar nachdem sie den Vokal eingesetzt haben, das gerade behandelte Wort selbstständig, d. h., aus dem Gedächtnis, schreiben. Das graphematische Wortbild scheint noch kurze Zeit nach dem Abschreiben im verbalen Gedächtnis vorhanden zu sein oder, anders ausgedrückt, die neuronalen

Netzwerke bleiben etwas länger aktiviert als nötig: Sie »feuern nach«. Der Übergang vom Abschreiben zum selbstständigen Schreiben sollte daher ohne Unterbrechung und ohne weitere mündliche Aufforderungen stattfinden: Eine neue Wahrnehmung würde die frühere Aktivität der Netzwerke löschen.
- Bei der Unterdrückung falscher Buchstaben und assoziierter Wörter werden die **Hemmprozesse** trainiert.
- Die Aphasiepatienten müssen das ganze Wort im Gedächtnis behalten, während sie die einzelnen Buchstaben schreiben. Damit trainieren sie das **verbale Gedächtnis** und die **Parallelität.**

Selbstständiges Schreiben (Schwerpunkt: Schriftsprache)

- **Vorgehen**
- Das Klemmbord liegt noch unter dem Bild. Die Therapeutin deckt alles bisher Geschriebene zu und sagt unmittelbar nach dem Abschreiben: »Jetzt noch mal!«

- **Probleme**
- Manche Aphasiker zögern oder beginnen mit einem **falschen Anfangsbuchstaben.** Die Therapeutin kann wieder »Teamwork« vorschlagen, den ersten Buchstaben selbst schreiben und fragen, ob der Patient vielleicht den nächsten Buchstaben schreiben kann. In vielen Fällen kann er das. Falls nötig, hilft die Therapeutin mit dem nächsten Buchstaben weiter, ermutigt aber den Patienten immer wieder, auch selbst zu schreiben. Auf diese Weise werden die Patienten allmählich an das selbstständige Schreiben gewöhnt.
- Wenn ein Patient sich bei dieser Übung **überfordert fühlt,** weil er seit Längerem nichts selbstständig gemacht hat, sollte er **nicht zum Mitmachen gezwungen werden.** Es würde sich aber lohnen, ihm von Zeit zu Zeit bei Wörtern, die ihm viel bedeuten, vorzuschlagen, dass er versucht, wenigstens **diese Wörter nach dem Legen selbstständig zu schreiben.**

Der **Exkurs** ▶ Was geschieht beim selbstständigen Schreiben? liefert Hintergrundinformationen zu dieser Übungssequenz.

Zusammenfassung

Nachdem der Objektname des ersten Bildes aus Buchstaben gelegt, abgeschrieben und selbstständig geschrieben worden ist, wird jeweils eins der übrigen drei Bilder auf den Tisch gelegt und der Vorgang des Wortlegens, Abschreibens und selbstständig Schreibens wiederholt.

Bei allen drei schriftsprachlichen Übungen – beim Zusammenfügen von Buchstaben zum Wort, beim Abschreiben mit Vokaleinsetzen und beim selbstständigen Schreiben – kommt es nicht darauf an, dass der Patient gerade dieses oder jenes Wort legt und schreibt. Es kommt auch nicht darauf an, dass er die Wörter sofort richtig legt und schreibt, noch kommt es darauf an, dass er ein Wort, wenn er es heute richtig gelegt und geschrieben hat, morgen auch noch richtig legen und schreiben kann (das kann er oft nicht!).

Worauf es allein ankommt ist, dass der Patient die **schriftsprachlichen Prozesse übt** und bei diesen Übungen Aha- und Erfolgserlebnisse hat. Die Prozesse der Worterzeugung und -verarbeitung müssen angeregt und allmählich automatisiert werden, dann werden sich die einzelnen Wörter später von selbst einstellen – auch solche, die nicht geübt worden sind.

Die **positive Wirkung,** die diese selbstständige Produktion auf das **Selbstwert**gefühl der Aphasiepatienten hat, kann nicht hoch genug eingeschätzt werden. Sie erleben es in jeder Sitzung nicht nur beim Grundprogramm, sondern auch, wenn sie andere Wörter aus Zeitungen oder anderen Materialien legen und schreiben.

Viele Aphasiker trauen sich dadurch allmählich zu, auch zu Hause zum Stift zu greifen, selbst dann, wenn sie wissen, dass sie nicht richtig schreiben können. So auch

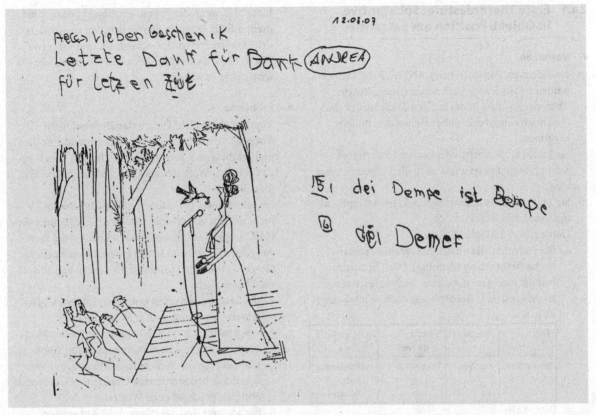

☐ Abb. 2.5 Herr C. (globale Aphasie) konnte einen kleinen Brief schreiben

Herr C. (globale Aphasie und schwere Sprechapraxie): Er schrieb zu Hause selbstständig diese Nachricht an Andrea; seine Frau half nur beim Namen (☐ Abb. 2.5). Wie schwer betroffen er ist, zeigen seine Worte (rechts neben dem Bild) zur Bildergeschichte, die er **am selben Tag** selbstständig im Therapieraum geschrieben hatte. Für die Zeilen an Andrea, die ihm seine Gefühle eingaben, konnte er kurzfristig Energien und damit Prozesse mobilisieren, die ihm sonst zurzeit noch nicht zur Verfügung standen.

2.4 DIALOG (Schwerpunkt: Sprechen / Gesprächsreaktionen)

Im DIALOG geschieht, was durch die ANLAUF-Schritte vorbereitet wurde: Der Patient wird zum Sprechen ermuntert; Patient und Therapeutin führen ein Gespräch.

DIALOG-Fragen

Frage nach dem Objekt

— Ther.: (zeigt auf »trinkt Kaffee«) »Sie trinkt … – trinkt sie Tee? - Sie trinkt …«
Pat.: »**Kaffee**«

Frage nach dem Verb

— **3. Person Singular Präsens:**
Ther.: (zeigt auf »trinkt Kaffee«): »Sie macht was mit Kaffee – **kocht** sie Kaffee? - Sie …«
Pat.: »**trinkt** Kaffee«

— **3. Person Singular Perfekt:**
Ther. (zeigt auf »spielt Tennis«): »Sie spielt jeden Tag Tennis. Gestern auch. Sie hat Tennis …«
Pat.: »**gespielt**«

— **1. Person Singular Präsens:**
Ther. (zeigt auf »spielt Tennis«): »Steffi, was machst du gerade? Spielst du Golf? – Ich …«
Pat.: »**spiele** Tennis«

— **1. Person Singular Perfekt:**
Ther. (zeigt auf »spielt Tennis«): »Steffi, spiel doch mal Tennis! – Ich …«
Pat.: »**habe** Tennis gespielt«

2

2.4.1 Erste Therapiestufe: Substantive in Objekt-Position am Satzende

- **Vorgehen**
- Nachdem die Patienten beim ANLAUF die 4 Objektnamen selbstständig geschrieben haben, legt die Therapeutin alle 4 Bilder auf den Tisch zurück und lässt noch einmal die Schriftstreifen den Bildern zuordnen.
- Sie knickt die Schriftstreifen zwischen Verb und Substantiv so um, dass nur noch die Verben sichtbar sind.
- Sie zeigt auf ein Bild und fragt locker, im Gesprächston, nach dem Objekt.
  Dabei gibt es 2 Möglichkeiten:
  a. Bei Patienten, die nicht perseverieren: **semantische Aktivierung** (Priming). Die Therapeutin benutzt eine Assoziation des Zielwortes, um es zu deblockieren: Bei der Frage nach »Kaffee« sagt sie z. B.:

Ther.:	»Sie trinkt	– trinkt sie **Tee**?	– Sie trinkt …«
Intonation:	Aussage	Frage	Aufforderung zum Antworten

Pat.: »**Kaffee**«
Die Therapeutin sollte möglichst keine W-Fragen stellen (»was trinkt sie?«), weil die W-Wörter für diese schwer betroffene Patientengruppe sehr schwer zu verstehen sind. Deshalb nutzt sie die Schwierigkeit der Aphasiker aus, unter semantisch eng verbundenen Wörtern das richtige auszuwählen – sie wirft die Assoziation wie eine Angel aus: Wenn ein Patient »Tee« hört, fällt ihm – häufig – dazu »Kaffee« ein (zumal er »Kaffee« im ANLAUF gerade geübt hatte).
(Noch aus einem anderen Grund funktioniert diese semantische Deblockierung meistens hervorragend: Fast jeder Mensch verbessert gern andere!)
  b. Bei perseverierenden Patienten kann die Therapeutin nur mit Hilfe der Intonation deblockieren:

Ther.:	»Sie trinkt!	– Sie trinkt?«
Intonation:	Aussage	Aufforderung

Pat.: »**Kaffee**«
- In ihren Fragen benutzt die Therapeutin für das Subjekt des Satzes das Pronomen »er« oder »sie«, weil die Fragen dadurch natürlicher klingen. Die Patienten überhören meist die Pronomen und müssen sie selbst nicht benutzen.

- Jedes Mal, wenn der Patient ein Objekt benannt hat, dreht die Therapeutin den Satzstreifen so um, dass der Objektname wieder sichtbar ist, und sagt etwa »Ja, Kaffee – da steht's«, sodass der Patient das geschriebene Wort sieht.

- **Probleme**
- Manchmal kann ein Patient **das Zielwort nicht finden.** In diesem Fall darf er »schummeln«: Er darf den geknickten Schriftstreifen umdrehen, sodass er das gesuchte Wort ablesen kann. »Schummeln« mag jeder gern.
- Manche schwer betroffenen Aphasiker **können nicht antworten,** obwohl sie den ANLAUF ohne Probleme mitgemacht haben. Das ist kein Grund zum Aufgeben. Sie müssen sich erst daran gewöhnen, im Gespräch wieder zu reagieren. In diesem Fall könnte die Therapeutin
  a. **die Satzstreifen offen unter den Bildern liegen lassen** (wir erinnern uns: Hebbsche Regel! s. ▶ Abschn. 2.3.4) Die Kombination beider Modalitäten aktiviert: Manchmal produzieren Aphasiker, die eigentlich nicht lesen können, bei Vorlage der Schriftstreifen die Objektnamen besser als ohne die geschriebenen Wörter;
  b. nach kurzer Zeit des Wartens die **Antworten selbst geben** und dem Patienten die Möglichkeit bieten, **mitzusprechen.**
  Evtl. ist die Kombination a. und b. notwendig. Aber diese Hilfen sollten nur in wirklich schwierigen Fällen gegeben werden; wir wollen ja die Patienten daran gewöhnen, selbstständig, d. h., ohne visuelle Unterstützung, die richtigen Wörter zu produzieren.
- Diverse falsche Antworten können vorkommen: Der Patient spricht den Ablenker nach / er perseveriert eine vorher gegebene Antwort / er benennt ein Detail, das auf einem anderen Bild sichtbar ist etc. Die Therapeutin sollte in keinem Fall das falsche Wort selbst wiederholen, weil sonst das falsche Lautmuster von den neuronalen Netzwerken des Patienten mitverarbeitet wird. Sie sollte das falsche Wort beiläufig, evtl. nur mit einer Geste, zurückweisen, und zunächst ihre Frage nochmal wiederholen. Wenn sie auch mit ihrer zweiten Frage die gewünschte Antwort nicht bekommen hat, kann sie versuchen, den Patienten zum richtigen Wort hinzuleiten bzw. ihn mitsprechen lassen.

Beispiele

- Ther.: »Sie trinkt … – trinkt sie **Tee**? - Sie trinkt …«
  Pat.: »**Tee**«
  Ther.: »Ja, das könnte sie trinken. Aber wir haben gesagt (deckt Schriftstreifen auf), sie trinkt …?«
  Pat.: (sagt selbstständig oder spricht mit) »**Kaffee**«
  Ther.: »Ja, Kaffee – da steht's«
- Bei Patienten, die perseverieren, deren auditives Verstehen aber dieses Vorgehen erlaubt:
  Ther.: »Sie trinkt … trinkt sie **Tee**? - sie trinkt…«
  Pat.: (perseveriert vorher gegebene Antwort): »**Fenster**«
  Ther.: »Gucken Sie mal, Herr X, sie sitzt am Tisch, da steht ein Teller mit Kuchen, sie hat eine Tasse in der Hand, sie trinkt eine Tasse …?«
  Pat.: (sagt selbstständig oder spricht mit) »**Kaffee**«
  Ther.: »Ja, Kaffee – da steht's.«
- Bei Patienten, die ein Detail auf einem anderen Bild ansehen:
  Ther.: »Sie trinkt … – trinkt sie **Tee**? Sie trinkt …«
  Pat.: (sieht einen Wassereimer auf einem Bild) »**Wasser**«
  Ther.: »Ja, das könnte sie trinken. Aber wir sehen uns dieses Bild an: Sie trinkt! Sie trinkt …?« Pat.: (sagt selbstständig oder spricht mit) »**Kaffee**«
  Ther.: »Ja, Kaffee – da steht's.«

- Manche Patienten haben zwar das richtige Wort ausgewählt, können es aber nicht adäquat produzieren (statt »Kaffee« z. B.: »**Ma – ba – kaffee**« / »**Ka…raffe**« / »**Kaffeetasse**« / »**KaffeeundKuchen**« etc.). In solchen Fällen sollte die Therapeutin zu verstehen geben, dass das geäußerte Lautmuster nicht völlig falsch ist, aber verändert werden sollte, evtl. mithilfe des aufgedeckten Schriftstreifens.
- Wenn die Therapeutin in späteren Sitzungen Fragen nach dem Objekt **mit** Artikel stellt, haben die Patienten häufig **Probleme, diesen Artikel zu produzieren;** d. h., die Fähigkeit, den richtigen Artikel mit dem Substantiv zu verbinden, ist noch nicht völlig automatisiert. Die Therapeutin sollte in solchen Fällen einen falschen Artikel »überhören«, den richtigen Artikel

bei der Bestätigung selbst aussprechen und / oder bei der Artikulation helfen. Wenn die Therapeutin die Artikel einführt, sollten in jeder Vierergruppe zunächst **die gleichen** Artikel vorkommen.

- Patienten mit einer **schweren Sprechapraxie** können den Dialog zunächst **nicht mitmachen.** Sie werden durch das Üben mit dem ANLAUF zu schriftsprachlichen Äußerungen angeregt und vielleicht bei dem einen oder anderen Bild mündlich reagieren, wenn ein Objekt zu sehen ist, dessen Lautmuster sie schon artikulieren können.
- Auch Aphasiker, die an einer **schweren Wernicke-Aphasie** leiden und zunächst in den Therapiesitzungen ununterbrochen ihren Jargon produzieren, sollten trotzdem in den Dialog einbezogen werden. Nachdem ihr ständiger Redefluss schon im ANLAUF häufig unterbrochen werden konnte, können sie nun im Dialog lernen, auf die Fragen der Therapeutin zu achten. Das wird einige Zeit brauchen, aber allmählich werden ihre Reaktionen besser werden, und im Jargon wird das eine oder andere verständliche Wort auftauchen. Bei diesen Patienten sind die **schriftsprachlichen Übungen** besonders wichtig.

Der **Exkurs** ▶ Was geschieht beim Dialog über das Objekt? liefert Hintergrundinformationen zu dieser Übungssequenz.

2.4.2 Zweite Therapiestufe: Verben

Irgendwann kommt der Moment (bei dem einen Aphasiker früher, bei dem anderen später), an dem Verben in den Dialog einbezogen werden können. Wenn ein Patient den Eindruck macht, dass er die Verben gut versteht, vielleicht sogar teilweise mitspricht, beziehen wir Fragen nach ihnen mit ein. Die Entscheidung, wann mit der Verbstufe begonnen werden kann, muss die Therapeutin für jeden Patienten individuell treffen.

Was geschieht beim Dialog über das Objekt?

- Die so einfach erscheinende Aufgabe, der Therapeutin mit dem richtigen Objektnamen zu antworten, verlangt vom Patienten schon mehrere Planungs- und Verarbeitungsschritte: Der in der Frage der Therapeutin enthaltene falsche Objektname muss vom Patienten auditiv aufgenommen, verarbeitet und anschließend gehemmt werden. Der dem Bild entsprechende

- richtige Objektname muss aus dem Wortspeicher abgerufen und produziert werden.
- Patienten mit schweren Aphasien merken häufig im DIALOG, dass sie antworten können (weil sie durch den ANLAUF deblockiert worden sind). Das ist für sie und ihre Angehörigen eine große Erleichterung.

- Da der DIALOG so entspannt durchgeführt wird wie ein echtes Gespräch, üben die Aphasiker dabei das Ergreifen der Sprecherrolle, den Sprecheinsatz und andere Dialogreaktionen: Manchmal fällt ihnen etwas Persönliches zu den Bildern ein: z. B. sagte eine schwer betroffene Patientin zu »isst Kuchen«: »**ich Torte, Erdbeertorte … gerne!**«

3. Person Singular Präsens

- **Vorgehen**
- Bei der Zusammenstellung der Verben in einem Viererset müssen wir nicht auf unterschiedliche Vokale und Anfangslaute achten – das wäre kaum durchzuführen, weil die Anzahl der geeigneten Verben beschränkt ist. Es ist auch nicht nötig, denn die in der Verbstufe übenden Patienten können mit Vokalen und Anfangslauten schon besser umgehen.
  Allerdings müssen wir darauf achten, dass in jedem Bilderset vier **unterschiedliche Verben** enthalten sind und dass die Verben sich lautlich nicht zu sehr ähneln (nicht »liest« und »gießt« oder »hackt« und »harkt« im gleichen Set).
- Der ANLAUF wird mit den Objektnamen wie beschrieben durchgeführt, ebenso der DIALOG mit ihnen. Die Schriftstreifen sind geknickt, das Verb ist zu lesen. Nachdem alle Fragen nach den vier Objektnamen beantwortet sind, sagt die Therapeutin: »Jetzt sprechen wir mal darüber, was die Leute hier tun.« (Es ist günstig, in einem Moment mit etwas Neuem zu beginnen, wenn der Patient gerade im DIALOG-Modus ist und erfolgreich geantwortet hat. Er ist »in Schwung« und fühlt sich gut.)
- Die Therapeutin lässt die Verben sichtbar unter den Bildern liegen, um den Einstieg in die Verbarbeit, die viel schwieriger ist als der Umgang mit den Objektnamen, zu erleichtern.
- Die Therapeutin zeigt auf ein Bild, auf dem jemand Kaffee trinkt, und sagt:
  a. für Patienten, die nicht perseverieren:
  Ther.:»Sie **macht** was mit Kaffee. **Kocht** sie Kaffee? – Sie…«
  Pat.: »**trinkt**«
  b. bei perseverierende Patienten müssen wir wieder den Ablenker weglassen:
  Ther.: »Sie **macht** was mit Kaffee. Sie …?« (auffordernde Intonation)
  Pat.: »**trinkt**«
  (Korrekter würde die Therapeutin sagen: »Sie macht etwas mit Kaffee«, aber die Frage »fließt« nicht gut. Mit »was« ergibt sich das W-Wort-Problem. Um es zu umgehen, bliebe der Therapeutin noch »Sie hat da Kaffee. Kocht sie Kaffee?«, aber das klingt nicht natürlich. Wenn das »was« nicht – wie in der Frage nach dem Objekt – am Satzanfang erscheint, sondern eingebettet ist, wirkt es unauffälliger und scheint den Patienten keine Mühe zu machen.)
- Die richtige Antwort bestätigt die Therapeutin wie bei den Objektnamen und dreht den Satzstreifen so um, dass auch das Verb zu sehen ist.

- Für Verben sind Ablenker schwerer zu finden als für Substantive. Therapeuten, die wenig Erfahrung mit dem MODAK-Vorgehen haben, sollten sich eine Liste mit Verb-Assoziationen zusammenstellen, damit sie während einer Therapiesitzung nicht im entscheidenden Moment lange danach suchen müssen.
- Bei der Verb-Stimulierung spricht die Therapeutin die Pronomen (»er« / »sie«) mit; vom Patienten wird dies nicht erwartet.
- Nachdem die Patienten im DIALOG mit der Verbarbeit begonnen haben, wird die Therapeutin in der **nächsten Sitzung** die drei schriftlichen Übungen (Wortlegen, Abschreiben mit Vokaleinsetzen, selbstständig Schreiben) auch mit den Verben durchführen. Sie beginnt damit, nachdem die vier Objektnamen selbstständig geschrieben worden sind: Statt zum DIALOG überzugehen, lässt die Therapeutin das letzte Bild auf dem Tisch liegen und legt die Buchstaben für das vom Bild suggerierte Verb ungeordnet gruppiert darunter. Wie beim Legen der Objektnamen gibt sie den ersten Buchstaben vor.
- Nach den drei schriftlichen Übungen beginnt der DIALOG, wie schon beschrieben, zuerst mit den Objektnamen und dann, wie beim letzten Mal, mit den Verben in der 3. Person Singular Präsens.
- In den folgenden Sitzungen können die Schriftstreifen evtl. umgedreht werden, so dass die Patienten das Verb nicht mehr ablesen können. Das hängt aber immer vom Patienten ab und sollte nicht zu früh geschehen.

◘ Abb. 2.6 vermittelt nochmals einen Überblick über das Vorgehen beim Einstieg in die Verbarbeit mit Einführung der 3. Person Singular Präsens.

- **Probleme**
- Schwer betroffene Aphasiker brauchen viel Zeit, um die komplizierten Programmierungsschritte parallel durchzuführen und allmählich zu automatisieren. Sie werden anfangs häufig den Infinitiv produzieren.
  Die Therapeutin sollte nicht streng die richtige Verbform verlangen, die richtige Form aber selbst immer verwenden. Sie könnte den **Infinitiv bestätigen**, während sie auf das geschriebene Wort zeigt: »Schön, dass Sie ›Trinken‹ gefunden haben. Gucken Sie mal: Wir haben hier im Satz ›trinkt‹ gesagt.« (Nicht wie in der Schule, sondern eher beiläufig verbessern.)
- »Schummeln« kann immer als Hilfe angeboten werden.

Der **Exkurs** ▶ Was geschieht beim Dialog über Verben im Präsens, 3. Person Singular? liefert Hintergrundinformationen zu dieser Übungssequenz.

ANLAUF mit Schriftstreifen
Verb + Objekt

Zeigen
Zuordnen
Zurückgeben der Schriftstreifen
Zurückgeben der Bilder

Wortlegen
Abschreiben ⎫ Objektnamen
Selbstst. Schreiben ⎭

DIALOG mit Objektnamen
DIALOG mit den 4 Verben
3. Pers. Sing. Präsens

<u>Nächste Sitzung:</u>

ANLAUF mit Schriftstreifen
Verb + Objekt

Zeigen
Zuordnen
Zurückgeben der Schriftstreifen
Zurückgeben der Bilder

Wortlegen ⎫ 1. Objektnamen,
Abschreiben ⎬ danach
Selbstst. Schreiben ⎭ 2. Verben 3. Pers. Sing. Präsens

DIALOG mit Objektnamen
DIALOG mit den 4 Verben
3. Pers. Sing. Präsens

◻ **Abb. 2.6** Einführung der Verben: 3. Person Singular Präsens

■ **Variationen**

Schon diese Dialoge mit ganz einfachen Formen lassen sich auf vielfache Weise variieren, z. B. indem die Therapeutin zu den einzelnen Bildern eine Rahmenhandlung vorgibt:

> Ther.: »Ich bin eine neugierige Nachbarin! Fährt Ihr Mann mit dem Bus ins Büro?«

Pat.: **»Fährt Auto«**
Ther.: »Und am Abend? Sitzt er da gemütlich im Sessel?«
Pat.: **»Ja, Sessel, liest Zeitung«**
Ther.: »Und Ihre Tochter? Ist sie im Garten?«
Pat.: **»Gießt Blumen«**
Ther.: »Und Ihr Sohn? Ist er im Keller?«
Pat.: **»Keller? Ja, putzt Schuhe«**
(Bei allen Antworten zeigt die Patientin auf die entsprechenden Bilder)

3. Person Singular Perfekt

Wenn die Patienten mit der Präsensform nach und nach relativ gut umgehen können, sollte das Perfekt genauso eingeführt werden wie vorher die Präsensform.

■ **Vorgehen**

— Die Therapeutin hat für diese Therapiestunde Bilder ausgesucht, die mit »haben« verbundene und regelmäßige Perfektformen signalisieren, z. B. »hat Fenster geputzt«/ »hat Pilze gesammelt«/ »hat Holz gehackt«/ »hat Suppe gekocht«.

— Sie führt den ANLAUF wie beschrieben mit den Objektnamen und den Verben in der 3. Person Präsens durch.

— Wie bei den Präsensformen beginnt die Therapeutin jetzt **im DIALOG** mit dem Einstieg in die Perfekt-Übungen: Sie sagt: »Wir gucken jetzt mal, was diese Leute gestern gemacht haben.«

— Sie schneidet die Schriftstreifen, die unter den Bildern liegen, durch und nimmt die Verben weg, sodass unter den Bildern nur noch die Objektnamen zu sehen sind.

— Nun schreibt sie auf Schriftstreifen »hat«, »geputzt«, »gesucht«, »gehackt«, »gekocht«. Während sie diese Formen schreibt, spricht sie den ganzen S-V-O-Satz aus.

— Sie legt »hat« unter das erste Bild und schiebt alle vier Objektnamen ein Stück nach links.

— Der Patient zieht nun die Verben, die sie ihm wie Lose entgegenhält, und ordnet sie den Bildern zu. Die Wörter bleiben unter den Bildern sichtbar.

Was geschieht beim Dialog über Verben im Präsens, 3. Person Singular?

— Bei der Verbproduktion werden **Hemmung** und **parallele Verarbeitung** intensiv trainiert: Das in der Frage der Therapeutin enthaltene falsche Verb muss vom Patienten gehemmt werden, gleichzeitig müssen sowohl die Stammform des Verbs als auch das Personal- und Zeitmorphem abgerufen und produziert werden (d. h.,

der Patient muss **semantische** und **grammatische Prozesse** aktivieren).

— Es kommt nicht selten vor, dass ein Patient **sich selbst deblockiert**, wenn er das Verb ausspricht: Die enge Verbindung zwischen Verb und Objekt bewirkt, dass die Produktion des Verbs die Produktion des Objekts auslöst. Patienten, die große Probleme hatten,

Objektnamen korrekt zu produzieren (was bei Wernicke-Patienten häufig vorkommt), sprechen plötzlich – anscheinend unbewusst und automatisiert – das Objekt deutlich und fehlerlos aus, wenn sie nach dem Verb gefragt worden sind und es produziert haben.

2

Jetzt kann der Patient sehen, dass die Objektnamen vor den Verben liegen – eine neue Erfahrung, denn bisher erlebte er immer die »traditionelle« Folge Verb-Objekt. Die Therapeutin könnte ihn ausdrücklich darauf aufmerksam machen und alle Sätze unter den Bildern noch einmal vorlesen.

Die Therapeutin zeigt nun auf das 1. Bild, unter dem »hat« liegt, und sagt:

Ther.: »Sie spielt gern Tennis. Gestern auch. Sie hat …?«

(auffordernd, mit Frage Intonation, während sie den Patienten ansieht)

Pat.: »**Tennis gespielt**«

Dadurch, dass die Therapeutin die Präsensform ausspricht, wird der Abruf des Verbs unterstützt und diese Form mitgeübt.

Der Patient sieht auf das Bild und die darunter liegenden Wörter und antwortet, wobei er sie zunächst evtl. abliest. Wenn ihm das anfangs nicht gelingt, antwortet die Therapeutin für ihn. Es wird nicht lange dauern, bis er selbst antworten kann. Perfektformen fallen den Aphasikern im Allgemeinen leicht.

Anschließend legt die Therapeutin »hat« neben das nächste Bild usw.

In den nächsten Sitzungen sollten die Perfektformen im ANLAUF – nach dem Schreiben der Objektnamen und der Präsensformen – auch gelegt und geschrieben werden. Das ist aber in vielen Fällen nicht über viele Therapiesitzungen nötig: Da sich die Verben nur in wenigen morphologischen Strukturen unterscheiden, können die Aphasiker im Allgemeinen damit bald umgehen.

Nachdem die regelmäßigen Perfektformen in einer Reihe von Sitzungen geübt worden sind, kann die Therapeutin die eine oder andere unregelmäßige Form anbieten. Für den Anfang eignen sich am besten Verben, die häufig vorkommen und schon in früheren Sitzungen im Präsens geübt worden waren, wie z. B. »gegessen«, »getrunken«, gesungen« etc.

■ **Probleme**

Das Zuordnen der Verben zu den Bildern macht im Allgemeinen kaum Schwierigkeiten, weil nur die Vorsilbe »ge« neu ist und der restliche Verbteil genauso aussieht wie die Präsensform.

Anscheinend **lesen aber manche Aphasiker ganzheitlich,** denn sie haben anfangs Mühe, die Streifen mit den Perfektformen richtig zuzuordnen. Meistens verschwindet dieses Problem bald.

Im Dialog **lassen** viele Patienten **anfangs die unbetonte Vorsilbe »ge« weg.** Diese Anfangsfehler sollten nicht überbewertet werden. Die Therapeutin sollte zwar in ihrer Bestätigung die richtige Form benutzen, aber nur in sehr geringer Dosis verbessern. Die Patienten benutzen allmählich von selbst die richtigen Formen, wenn sie sie oft hören und schreiben.

Das gilt auch später für die **unregelmäßigen Verben:** Sie werden meistens von den Patienten in relativ kurzer Zeit wie selbstverständlich wieder benutzt.

Der **Exkurs** ▶ Was geschieht beim Dialog über Verben im Präsens, 3. Person Singular? liefert Hintergrundinformationen zu dieser Übungssequenz.

1. Person Singular Präsens

■ **Vorgehen**

Wenn Präsens und Perfekt in der 3. Person einige Zeit geübt worden sind, kann die Therapeutin beim Dialog eines Tages die 1. Person Präsens einführen. Dazu hat sie Bilder ausgewählt, die regelmäßige Formen signalisieren: z. B. »ich backe Kuchen«/ »ich suche Pilze« / »ich spiele Golf«/ »ich höre Musik«.

Da bei dieser und der nächsten Übung die Personen, die auf den Bildern dargestellt sind, angesprochen werden und die Patienten für sie in der 1. Person Präsens antworten sollen, ist es sinnvoll, dass die Therapeutin für diese Personen gemeinsam mit den

---

Was geschieht beim Dialog über Verben im Perfekt, 3. Person Singular?

– Auf der **1. Therapiestufe,** beim Antworten mit dem Objekt, müssen die Patienten zwar alle Verarbeitungskomponenten aktivieren: Planung, Semantik, Morphologie, Phonologie, Artikulator, aber der Schwerpunkt liegt auf dem Wortabruf und der Lautsequenzierung.

– Auf der **2. Therapiestufe, in der 3. Person Singular Präsens,** ist schon mehr Vorplanung, Zeitverarbeitung und parallele Verarbeitung nötig, weil die Prozesse der semantischen und

der grammatischen Komponenten interagieren. Beim **Perfekt** kommt jedoch erheblich mehr an Steuerung dazu:

– Die veränderte Wortstellung, d. h., das Auseinanderreißen der bisher eng verbundenen und fast automatisierten V-O-Kombination, muss programmiert werden (»hat / Tennis / gespielt«).

– Nach dem Abruf der Verbbedeutung aus der semantischen Komponente müssen bei der Grammatik-

verarbeitung nicht nur die grammatischen Morpheme (Person und Zeit) ausgewählt werden, sondern parallel dazu wird der 2. Teil des Verbs, (»gespielt«) zunächst in Wartestellung gebracht (gehemmt), während das Hilfsverb »hat« in die Produktion geht. Während »gespielt« gehemmt bleibt, werden alle Prozesse aktiviert, die »Tennis« erzeugen, danach kann die Hemmung von »gespielt« aufgehoben und das Wort produziert werden.

Patienten Namen sucht, denn mit Namen als Anrede erscheinen die Fragen natürlicher.
- Die Therapeutin schreibt die Namen auf Schriftstreifen und ordnet sie gemeinsam mit den Patienten den Bildern zu. (Die Patienten werden die Namen noch nicht benutzen, sondern mit »ich spiele« antworten (oder nur mit »spiele«, wenn die Therapeutin sie noch mit » – ich…« auffordert).
- Nachdem der DIALOG mit den Objektnamen und den beiden anderen Verbformen durchgeführt worden ist, sagt die Therapeutin: »Wir fragen jetzt alle diese Leute, was sie machen – und ich schreibe auf, was sie antworten.«
- Sie nimmt alle anderen Verben, die evtl. noch unter den Bildern liegen, weg, sodass nur die Objektnamen zu sehen sind.
- Dann schreibt sie die von den Bildern signalisierten Verben in der Ich-Form auf die Schriftstreifen und lässt sie den Bildern zuordnen.
- Nun sieht sie den Patienten an und macht ihm mündlich oder gestisch klar, dass er jetzt für die Person auf dem Bild antworten soll.
- Sie zeigt auf ein Bild, spricht die Personen auf dem Bild mit Namen an und fragt:
Ther.: »Frau Müller, was machen Sie gerade? – Ich …«
oder »Frau Müller, was machen Sie gerade in der Küche? Ich …«
Pat.: »backe Kuchen«
- In weiteren Sitzungen kann die Therapeutin die Fragen, die sie den Personen auf den Bildern stellt, variieren, weil die Patienten meistens inzwischen besser verstehen können. Sie fragt vielleicht:
Ther.: »Frau Müller, haben Sie Zeit zum Spazierengehen? – Nein, ich …«
Pat.: »backe Kuchen«
Ther.: »Herr Köhler, haben Sie ein Hobby? – Ich …«
Pat.: »spiele Golf«
Ther.: »Max, gehst du am Sonntag zum Schwimmen? – Nein, ich …«
Pat.: »suche Pilze«

Ther.: »Lena, gehst du heute Abend ins Kino? – Nein, ich …«
Pat.: »höre Musik«
- Viele Variationen sind möglich, um Leben in die Therapiesitzungen zu bringen. Zum Beispiel:
Ther.: »Frau Müller, warum duftet es so gut in Ihrer Wohnung? – Ich …«
Pat.: »backe Kuchen«
Ther.: »Max, gehst du in den Wald? – Ja, ich …«
Pat.: »suche Pilze«
Ther.: »Lara, bist du heute Abend zu Hause? – Ja, ich …«
Pat.: »höre Musik«
- In den nächsten Sitzungen sollte die Therapeutin die Form der 1. Person Singular Präsens in den drei Schriftsprache-Übungen schreiben lassen, wie sie es mit den anderen Verben gemacht hatte.

● **Probleme**
- Viele Patienten haben die Form der 3. Person Singular Präsens so gut automatisiert, dass sie zunächst antworten: »ich backt«, »ich kocht« etc. Die Therapeutin sollte diese Form nicht ablehnen, sondern die richtige Auswahl des Verbs durch die Intonation bestätigen, während sie die richtige Form ausspricht: »Ja – ich backe Kuchen«; »Ja – ich koche Suppe«. Im Allgemeinen übernehmen die Patienten bald die richtige Form, die sie ja inzwischen auch geschrieben haben.

Der **Exkurs** ▶ Was geschieht bei Dialogen über Verben in der 1. Person? liefert Hintergrundinformationen zu dieser Übungssequenz.

1. Person Singular Perfekt

Diese Verbform fällt den Patienten, die das Perfekt ja schon früher in der 3. Person geübt hatten, so leicht, dass die Übungen relativ schnell an die Präsens-Übungen angehängt werden können. Statt »hat« muss nur »habe« vorgegeben werden, zunächst schriftlich auf den Schriftstreifen.

Was geschieht bei Dialogen über Verben in der 1. Person?

- Wieder zusätzliche Anforderungen an die Verarbeitungsprozesse: Die Frage der Therapeutin enthält keinen Hinweis auf das Verb (»Haben Sie Zeit zum …«), sodass gleichzeitig (parallel!) neben der Hemmung aller in der Frage enthaltenen Elemente das richtige Verb abgerufen (Semantik!) und mit den entsprechenden Personal- und Zeitmorphemen (Gramma-

tik!) verbunden und produziert werden muss (»Nein, ich backe …«).
- Häufig identifizieren sich die Patienten bei Antworten in der Ich-Form mit den dargestellten Personen, besonders, wenn wir sie in unseren Fragen mit ihrem Namen ansprechen. Ein Beispiel: Dialog mit Herrn L., der zu Hause die Rolle des Hausmanns übernommen hat:

Ther.: »Herr L., waschen Sie am Samstag das Auto?«
Pat.: »Ja, ich wäscht … ich wasche auch das Auto.«
Ther.: »Herr L., putzen Sie wirklich die Fenster?«
Pat.: »Ja, ich putze die Fenster.«
Ther.: »Herr L., bügeln Sie auch manchmal ein Hemd?«
Pat.: »Nein!!« (lacht).

2

Und die Therapeutin muss Fragen finden, die auf natürliche Weise eine Antwort im Perfekt auslösen, wie z. B.:

- Ther.: »Steffi, spiel doch mal Tennis!«
  Pat.: **»Ich habe Tennis gespielt!«**
  (Die starke Betonung von »habe« deutet an »Ich habe schon Tennis gespielt«.)
  Ther.: »Hanno, hast du gestern die Demonstration gesehen?«
  Pat.: **»Nein, ich habe Zeitung gelesen.«**

(Es ist nicht nötig, dass der Patient schon spontan »nein« einsetzt; es kommt nur auf die richtige Verbform an. Meist erscheint »nein« eines Tages unwillkürlich von selbst.)

Verben ohne Objekt

Erfahrungsgemäß haben schwer betroffene Patienten mehr Mühe, Verben abzurufen, die kein Objekt erfordern. Deshalb erscheint es sinnvoll, Situationsbilder, die solche Verben signalisieren (»lacht«, »weint«, »badet«, »schläft« etc.), erst relativ spät, z. B. beim Üben der Satzerweiterungen, in die Therapie aufzunehmen.

2.4.3 Dritte Therapiestufe: Subjekt (Namen)

Wenn ein Aphasiker die Verb-Objekt-Kombinationen relativ locker produzieren kann, bekommen die 4 Bilder Namen. Die Therapeutin hatte schon vorher, in den letzten Sitzungen, bei der 1. Person Präsens, den auf den Bildern dargestellten Personen Namen gegeben und sie mit diesen Namen angesprochen. In den begleitenden Therapieangeboten, z. B. bei der Arbeit mit Texten, waren schon Sätze mit einem Subjekt, meist Namen, aufgetaucht, aber nun kommt es für den Patienten auf die **selbstständige Produktion** eines vollständigen Satzes an.

- **Vorgehen**
- Die Therapeutin hat die folgenden 4 Bilder ausgewählt und ihnen Namen gegeben:
  »Anna trinkt Kaffee« / »Hanno liest Zeitung« / »Lena gießt Blumen«/ »Tim isst Torte«.
- Sie schreibt die Namen auf Papierstreifen und lässt sie den Bildern zuordnen.
- Während der ANLAUF durchgeführt wird, benutzen die Therapeutin und die Patienten die Namen in ihren Fragen und Antworten:
  Ther.: »Malt Anna Berge?«
  Pat.: »Nein, Anna malt Wolken.«
- Alle ANLAUF-Schritte werden wie gewohnt durchgeführt. Bei den Schriftsprache-Übungen werden die Namen nur manchmal geübt, weil sie sich oft wiederholen.
- Da die W-Fragen allen Aphasikern schwerfallen, ist es nicht sinnvoll, direkt nach dem Subjekt mit »wer …« zu fragen. Besser ist es, wieder einen Ablenker zu wählen. Die Therapeutin zeigt zunächst auf »Lena«, dann auf »Hanno« und sagt:
  Ther.: »Lena gießt Blumen. Gießt Hanno auch Blumen?«
  Pat.: **»Nein, Hanno liest Zeitung!«**
  Erst durch den ersten Satz mit einem anderen Namen wird diese Antwort kommunikativ sinnvoll, da eine einfache Frage mit einem Ablenker (nach dem bisherigen MODAK-Vorgehen »Liest Hanno ein Buch?«) die Antwort provoziert hätte: **»Nein, Zeitung!«**, sodass die Übung des Subjekts und damit die Planung eines ganzen Satzes weggefallen wäre.
- In den folgenden Therapiesitzungen bittet die Therapeutin den Patienten um Namen für die Personen auf den Bildern, wobei sie evtl. hilft.

Der **Exkurs** ▶ Was geschieht beim Dialog über das Subjekt? liefert Hintergrundinformationen zu dieser Übungssequenz.

Was geschieht beim Dialog über das Subjekt?

- Selbst in einem kurzen S-V-O-Satz ist die Einbeziehung des Subjekts für die Patienten ein wesentlicher Schritt. Es geht nicht einfach darum, dass die Äußerung um ein weiteres Wort verlängert wird. Die enge Beziehung zwischen einem Verb und seinem Objekt, die den Abruf des Objekts erleichtert, besteht im Allgemeinen nicht zwischen einem Subjekt und seinem Prädikat: Während auf »liest« nur eine begrenzte Auswahl an Wörtern möglich ist, kann auf »Hanno« jedes denkbare Verb folgen. Die Anforderungen an die Wortfindungsprozesse sind entsprechend hoch. (Ausnahmen: Be-

rufsbezeichnungen wie »Der Bäcker backt«, »der Sänger singt« etc., die evtl. als Ergänzung – möglichst mit entsprechenden Bildern – angeboten werden können.)
- Bei der Planung und Produktion eines vollständigen Satzes müssen viele Netzwerke gleichzeitig (parallel) arbeiten. Der Patient plant einen Satz, hält den Satzrahmen (S-V-O) aktiviert und steuert gleichzeitig die Erzeugungsprozesse für das Subjekt an, z. B. »Hanno«. Das sind u. a. Prozesse der semantischen Komponente und des Artikulators (der allein für jeden Laut ca. 100 Muskelbewegungen aktivieren

muss – pro Sekunde ca. 1500 Muskelbewegungen).
Während »Hanno« artikuliert wird, arbeiten viele Prozesse, u. a. semantische und grammatische, parallel an »liest«, um es für die Artikulation vorzubereiten. Gleichzeitig müssen Hemmprozesse das betonte Objekt »Zeitung« davon abhalten, zu früh in die Produktion zu geraten (die Gefahr besteht bei Aphasie ständig). Während das Subjekt nach der Produktion gelöscht und das Verb artikuliert wird, kann die Hemmung für das Objekt aufgehoben werden: »Zeitung« wird produziert.

2.4.4 Fazit

Da die Produktion der in diesem Programm beschriebenen vollständigen, wenn auch einfachen, Sätze wie »Tobi füttert den Hund« zahlreiche Erzeugungsprozesse erfordert, die parallel arbeiten, interagieren, aktiviert und gehemmt werden müssen, sind die Fehlermöglichkeiten innerhalb dieser komplizierten Spracherzeugungsmaschinerie ebenso zahlreich.

Wir üben diese Dialoge mit den schwer betroffenen Patienten nicht in der Erwartung, dass alle diese Fehler in kurzer Zeit behoben werden können. Das ist kaum möglich. Aber was erreicht werden kann, ist – wie die Therapieerfahrung gezeigt hat – eine gewisse Flexibilität im Umgang mit der Sprache, auch eine gewisse Nonchalance im Umgang mit Fehlern und die Fähigkeit, durch Intonation, Mimik, Gestik und Zeichnen die sehr eingeschränkte mündliche und schriftliche Sprache so weit zu ergänzen, dass Kommunikation auch außerhalb des Therapieraumes möglich wird.

Wir üben diese Dialoge auch nicht in der Erwartung, dass gerade die **Wörter** und **Sätze,** die während der Therapie geübt wurden, auch außerhalb der Therapie zur Verfügung stehen. Da es bei der Aphasietherapie nicht um das Lernen bestimmter Wörter geht, sondern um das Üben der spracherzeugenden und sprachverarbeitenden Prozesse, hoffen wir, dass unsere Patienten allmählich fähig werden, **das** zu äußern, was ihre Gefühle und Wünsche und die jeweilige Situation ihnen nahelegen.

Mit der Einbeziehung des Subjekts und der Verbformen der 1. und 3. Person Präsens und Perfekt ist das Grundprogramm abgeschlossen. Es kann durch etliche Varianten ergänzt werden, wie im folgenden Abschnitt beispielhaft gezeigt wird.

2.5 Ergänzungen zum Grundprogramm: Auf dem Weg zu den Satzerweiterungen

2.5.1 Durch »und« verbundene Bilder

- **Vorgehen**
- Die Therapeutin sucht gemeinsam mit dem Patienten Namen für die in einem Viererset dargestellten Personen und lässt sie den Bildern zuordnen. Die entsprechenden Verb-Objekt-Schriftstreifen werden auch unter die Bilder gelegt. Anschließend bittet die Therapeutin den Patienten, zu sagen, was auf zwei nebeneinander liegenden Bilden geschieht. Bei der Einführung dieser Übung spricht sie die verbindende Konjunktion »und« selbst, später wird der Patient sie sprechen. Sie beginnt diese Übung damit, dass sie

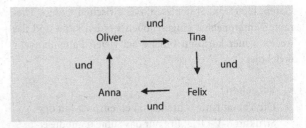

☐ Abb. 2.7 Beispiel: Vorgehen bei durch »und« verbundene Bilder. Die Bilder liegen wie üblich im Quadrat, die Therapeutin geht bei ihren Fragen im Uhrzeigersinn vor

einen Namen nennt und dabei auf das entsprechende Bild zeigt:

Ther.: »Oliver…? (auffordernd)
(auffordernd)
Pat.: »**fährt Rad**"
Ther.: »und Tina…?
Pat.: »**spielt Tennis**«
Ther.: »Jetzt Tina und Felix! – Tina…?
(auffordernd)
Pat.: »**spielt Tennis und Felix hört Musik**«
etc.

- Die Therapeutin geht die 4 Bilder so durch, dass das zuletzt genannte Bild bei der nächsten Kombination als Erstes noch einmal genannt wird (☐ Abb. 2.7). In diesem Beispiel wird »fährt Rad« mit dem nächsten (im Viererblock darunter liegenden) Bild »spielt Tennis« verbunden. Auf diese Weise werden alle vier Bilder beschrieben, jedes Bild zweimal.
- Da im Grundprogramm nur die 1. und 3. Person Perfekt geübt wird, sollte diese Übung nur mit diesen Verbformen durchgeführt werden.

2.5.2 Stufenlesen

Obwohl von Beginn der Therapie an das laute Lesen geübt wird, haben viele Aphasiepatienten lange Zeit Probleme damit: Sie müssen die schriftsprachlichen Prozesse mit den Prozessen koordinieren, die die mündliche Produktion steuern – aufgrund der Artikulationsprobleme und der gestörten Synchronie eine große Anstrengung. Sie müssen außerdem Assoziationen, die ihnen zu den gerade gelesenen Wörtern einfallen, hemmen, was bei Aphasie immer schwer fällt. Auch ihr verbales Gedächtnis ist beeinträchtigt, so dass sie häufig die Wörter vom Satzanfang vergessen haben, wenn sie die Satzmitte oder das Satzende erreichen. Dadurch ist es schwer für sie, einen ganzen Satz zu überschauen und seinen Inhalt zu verstehen, während sie ihn vorlesen.

Eine Möglichkeit, diese Probleme etwas zu verringern und gleichzeitig die Basis-Satzstrukturen stärker zu akti-

2

vieren, bietet das Stufenlesen, das zwischen andere Therapie-Komponenten eingeschoben werden kann und das wegen seiner kuriosen Inhalte bei vielen Patienten sehr beliebt ist.

■ **Vorgehen**

▬ Die Therapeutin schreibt von einem Satz mit der Struktur S-V-O-$_{präp}$Erg nur das Subjekt auf die erste Zeile eines Blattes und fügt auf jeder weiteren Zeile (Stufe) ein Wort oder mehrere Wörter hinzu. Wenn auf jeder Stufe am Satzanfang die gleichen Wörter stehen, werden die Artikulationsprobleme verringert und das verbale Gedächtnis entlastet.

▬ Bei speziellen Artikulationsproblemen können bestimmte Laute oder Lautkombinationen gehäuft trainiert werden.

›–al‹:
Malte
Malte malt
Malte malt einen Aal
Malte malt einen Aal und einen Wal
Malte malt einen Aal und einen Wal in einem Alpental.

›n‹:
Das Nilpferd
Das Nilpferd niest
Das Nilpferd niest nur nachts
Das Nilpferd niest nur nachts am Nil
Das Nilpferd niest nur nachts am Nil im Nebel

▬ Die Sätze lassen sich bezüglich Schwierigkeit steigern, können aber auch auf andere Weise variieren, z. B. aktuelle Inhalte haben:
Die Queen
Die Queen kommt
Die Queen kommt nach Berlin
Die Queen kommt nach Berlin mit Mann und Hut
Die Queen kommt nach Berlin mit Mann und Hut, und nicht nach Wien

▬ Manche Patienten helfen beim Entwerfen solcher Sätze, manchmal werden auch ihre Angehörigen inspiriert und überraschen mit selbstgefertigten Stufen-Texten:
Tim und Hanna
Tim und Hanna packen
Tim und Hanna packen Koffer
Tim und Hanna packen Koffer für Hamburg
Tim und Hanna packen Koffer für Hamburg im Regen.

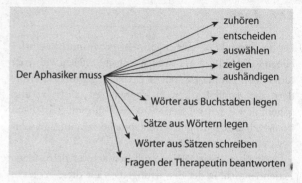

■ **Abb. 2.8** Der ständige Wechsel der Aufgaben verstärkt die Hemmung

2.6 Übersicht: Therapie der neurophysiologischen Störungen mit dem Grundprogramm

■ **Hemmung**

Mit dem MODAK-Grundprogramm wird versucht, **zu schwache Hemmprozesse zu verstärken** durch

▬ **die Arbeit mit vier Bildern:**
Während der Patient sich auf ein Bild konzentriert, muss er die Signale der anderen drei Bilder hemmen;

▬ **ständigen Wechsel der Aufgaben und Modalitäten** (■ Abb. 2.8):
Um eine Aufgabe durchzuführen, muss der Patient die Prozesse, die er für die Durchführung der vorigen Aufgabe eingesetzt hatte, hemmen.

Mit dem MODAK-Grundprogramm wird versucht, zu **starke Hemmprozesse zu deblockieren** durch

▬ **semantische Aktivierung** (Priming):
Das Verb und semantische Assoziationen des Zielwortes werden als **Auslöser** für den Objektnamen eingesetzt;

▬ **den ANLAUF:**
Vor der Aufforderung zum Antworten im DIALOG arbeitet der Aphasiker in 7 Phasen mit dem Zielwort: Zeigen / Schriftkarten zuordnen / Schriftkarten zurückgeben / Bilder zurückgeben / Wortlegen / Abschreiben mit Vokaleinsetzen / selbstständig Schreiben
Dabei **hört** der Aphasiker das Zielwort ständig, d. h., seine Sprachverarbeitungs- und -produktionsprozesse sind ständig mit dem Zielwort beschäftigt.

- **Aktivierung**

Mit dem MODAK-Grundprogramm wird versucht, die **reduzierte / schwankende Aktivierung zu steigern / zu regulieren** durch

- ständige **Kombination der Modalitäten,** die sich gegenseitig verstärken,
- ständigen **Wechsel der Aufgaben** = Aktivierung durch gesteigerte Aufmerksamkeit für die jeweils neue Aufgabe,
- **Erfolgserlebnisse,** die den Patienten bestärken und dadurch insgesamt aktivieren.

- **Parallelität / Synchronie**

Das MODAK- Grundprogramm berücksichtigt die Störung der Fähigkeit, unterschiedliche neuronale Schaltkreise gleichzeitig (parallel / synchron) zu steuern durch

- ständige **Kombination mehrerer Modalitäten,**
- **kleine Übungsschritte:** nur jeweils **ein** Problem im Mittelpunkt.

Satzerweiterungen: Jonglieren mit Worten

Luise Lutz

L. Lutz, *MODAK – Modalitätenaktivierung in der Aphasietherapie*,
DOI 10.1007/978-3-662-48207-0_3, © Springer-Verlag Berlin Heidelberg 2016

3.1   Das Grundprogramm ist geschafft – wie geht es weiter?

Was macht ein Jongleur? Während er den einen Ball hoch in die Luft wirft und ihn dort einen Moment schweben lässt, fängt er gleichzeitig mit der anderen Hand einen anderen Ball auf, bis immer mehr Bälle gleichzeitig hoch fliegen, schweben und aufgefangen werden. Werfen, in der Luft halten, auffangen – genau das machen wir mit Worten / Strukturen / Textteilen: aktivieren, abrufen, artikulieren, hemmen, aktivieren, abrufen, artikulieren … alles gleichzeitig und mit faszinierender Leichtigkeit. Wenn wir nicht an Aphasie leiden.

Bei Aphasie kann diese Kunst des Jonglierens nur sehr mühsam und schrittweise wieder erworben werden. Mit dem Grundprogramm versuchen wir, die Voraussetzungen dafür zu schaffen. Wir steigern schrittweise den Einsatz und die Vernetzung der sprachlichen Prozesse: Von der Aktivierung und dem Abruf eines einzelnen Substantivs über die Produktion einer V-O-Kombination bis zur Äußerung eines vollständigen S-V-O-Satzes steigen die Ansprüche an die zeitliche Verarbeitung und präzise Steuerung innerhalb der sprachlichen Maschinerie. Die Patienten üben zu reagieren, aber sie können noch nicht jonglieren.

Manche anfangs schwer betroffenen Aphasiker, die durch das Grundprogramm ihre sprachlichen Fähigkeiten verbessern konnten, sind fähig, einige Erweiterungen dieser Strukturen zu üben und möglichst weitgehend zu automatisieren. Für diese Patienten gibt es eine Reihe von Übungen, die – weiterhin von der Grundstruktur S-V-O ausgehend – mit steigendem Schwierigkeitsgrad zunächst »Satzerweiterungen ohne Wortumstellung«, später »Satzerweiterungen mit Wortumstellung« trainieren.

Jede der vorgeschlagenen Satzerweiterungsübungen sollte nicht eine ganze Therapiesitzung füllen, sondern – wie die Grundprogramm-Übungen – immer mit anderen MODAK-Angeboten kombiniert werden (z. B. aus dem Bereich der Texte oder Zahlen).

> ❯ Wie beim Grundprogramm geht es auch bei den Satzerweiterungen um die Regulierung der spracherzeugenden und -verarbeitenden Systeme, um die Stabilisierung der regulierten Systeme und um ihre allmähliche Automatisierung. Und es geht wieder um kommunikative Reaktionen: um den zeitlich richtigen Einsatz der Antworten, um ihre Betonung und ihren Rhythmus. Deshalb ist es wichtig, dass die Therapeutin diese Dialoge lebendig gestaltet, locker, wie ein echtes Gespräch.

3.2   Vorgehen

Bei diesen Erweiterungen wird im Allgemeinen zunächst das gesamte Grundprogramm durchgespielt und die jeweilige Erweiterung an den DIALOG angehängt. In Einzelfällen, in denen das auditive Verstehen sich deutlich gebessert hat, kann der ANLAUF-Schritt »Zeigen« weggelassen werden.

Die Therapeutin gibt bei allen neuen Strukturen die erweiternden Wörter schriftlich vor; der Patient ordnet sie den Bildern zu, sodass sie ihn bei seinen Antworten unterstützen. Manchmal können Patienten die schon bekannten, fast automatisierten S-V-O-Sätze ohne schriftliche Unterstützung produzieren, sodass nur die Erweiterungen unter den Bildern liegen. Aber viele Patienten konzentrieren sich so sehr auf die Erweiterungen (vor allem in der Anfangsphase dieser neuen Übungen), dass ihnen die geläufigeren einfachen S-V-O-Sätze zu den MODAK-Bildern nur stockend einfallen und sie Unterstützung durch die Schrift brauchen (Parallelitätsproblem).

Wie beim Grundprogramm nimmt der Patient die auf einer DIN-A4-Seite kopierten Bilder mit nach Hause. Dort kann er die erweiterten Sätze mithilfe der schriftlichen Satzelemente zusammensetzen und sie schreiben.

3.3   Satzerweiterungen ohne Wortumstellung

Bei den Übungen ohne Wortumstellung handelt es sich eigentlich um reine Satzverlängerungen (= Additionen), die aber mehr Einsatz von Hemmprozessen und paralleler Programmierung erfordern als das Grundprogramm und auch stärkere Ansprüche an das verbale Gedächtnis stellen.

Wenn ein Patient beim Grundprogramm geantwortet hatte: »Jan hackt Holz«, dann muss er jetzt zunächst bei einer Addition am Satzanfang das abgesprochene bestätigende Adverb, wie z. B. »natürlich«, abrufen und produzieren, während er den vom Bild suggerierten S-V-O-Satz programmiert und gleichzeitig so lange hemmt, bis das Adverb »natürlich« produziert worden ist. Bei Additionen am Satzende programmiert und produziert der Patient den vom Bild suggerierten S-V-O-Satz, z. B. »Paul wäscht das Auto«, während er gleichzeitig die präpositionale Ergänzung »im Hof«, die sichtbar unter dem Bild liegt, zwar programmiert, aber noch hemmt, bis die S-V-O-Gruppe artikuliert ist. Das ist der Beginn des Jonglierens mit Worten.

3.3.1 Addition am Satzanfang

■ Bestätigung

Nachdem das Grundprogramm wie immer durchgeführt worden ist, schreibt die Therapeutin verschiedene Wörter zusätzlich zu den schon unter den Bildern liegenden Wörtern auf Schriftstreifen: Adverbien wie »natürlich«/ »selbstverständlich« etc. oder kurze bestätigende Sätze wie z. B. »ich weiß« / »ich bin sicher« etc. Sie wählt zusammen mit dem Patienten jeweils eine dieser bestätigenden Reaktionen für einen GP-Durchgang aus und legt das entsprechende Wort über die vier Bilder.

Der Patient kann sich bei seinen Antworten zunächst an den Schriftstreifen orientieren. Er legt den Schriftstreifen mit dem bestätigenden Wort neben das jeweilige Bild und liest evtl. noch ab. Wenn die Übung in späteren Sitzungen wieder vorkommt, kann er evtl. ohne schriftliche Unterstützung antworten, sodass das verbale Gedächtnis stärker trainiert wird: Der Patient soll vor den Worten, die das jeweilige Bild suggeriert, die entsprechende Äußerung einfügen, dann eine kleine Pause machen (in der Schriftsprache stünde an dieser Stelle ein Komma) und dann den Antwortsatz äußern. Die Therapeutin stellt ihre Fragen mit zweifelndem Tonfall:

- Ther.: »Hackt Jan wirklich Holz?«
  Pat.: »**Natürlich – Jan hackt Holz!**«
- Ther.: »Hört Lara wirklich Musik?«
  Pat.: »**Natürlich – Lara hört Musik!**«
  etc. mit jeweils den vier Bildern des GP.

In anderen Sitzungen kann mit anderen Adverbien geübt werden:

- »Selbstverständlich – …«
- »Ich weiß – …« (ohne »dass«)
- »Ich bin sicher – …« (ohne »dass«)

Dabei können verschiedene Betonungen geübt werden:
- Ther.: »Hackt **Jan** (und nicht Lars?) wirklich Holz?«
  Pat.: »**Natürlich – Jan** hackt Holz!«
- Ther.: »**Hackt** Jan wirklich Holz?« (oder sägt er es?)
  Pat.: »**Natürlich – Jan hackt** Holz!«
- Ther.: »Hackt Jan wirklich **Holz**?« (oder Kräuter?)
  Pat.: »**Natürlich – Jan hackt Holz!**«

> ❯ Es ist sinnvoll, die eingeklammerten Alternativ-Fragen mit dem Patienten vorher zu besprechen und sie bei den Fragen auszulassen, weil die Fragen evtl. sonst zu wenig suggestiv wären.

3.3.2 Addition am Satzende

■ Präpositionale Ergänzung am Satzende

Eine relativ leicht produzierbare Satzerweiterung besteht aus Ortsangaben, die durch »in« eingeleitet werden. Allerdings muss die Deklination beachtet werden: Für alle vier Bilder sollte die gleiche Kasus- und Genusform gewählt werden: »im Bad / Büro / Hof / Garten«; (schwieriger wäre wegen des veränderten Artikels: »in der Küche / Schule / Badeanstalt / Stadt«. Vierersets, die solche Dativ-Formen erfordern, sollten später geübt werden). Am leichtesten sind Städte- oder Ländernamen in Verbindung mit »in«: »in Berlin / Rom / London / Moskau« bzw. »in Spanien / England / Polen / Finnland« etc., die auch in Sätze zu Zeitungsinhalten eingesetzt werden können (z. B. »Frau Merkel sieht das EM-Spiel in Wien«; s. »Arbeit mit Zeitungen«, ► Kap. 5).

Bei diesen Sätzen gibt die Therapeutin – dem Grundprogramm entsprechend – die Ergänzung (und evtl. alle anderen Wörter) zunächst wieder schriftlich vor. Der Patient ordnet sie den Bildern zu und produziert sie in seiner Antwort selbst:

- **Ergänzung im Dativ:**
  Ther.: »Jetzt sagen wir, wo die Leute das tun. Wäscht Paul das Auto im Garten? Paul …«
  Pat.: »**Paul wäscht das Auto im <u>Hof</u>.**«
- **Ergänzung im Akkusativ:**
  Ther.: »Fährt Nina das Auto in die Werkstatt?«
  Pat.: »**Nina fährt das Auto in die <u>Garage</u>.**«

Im Gespräch wäre die kurze Antwort »im Hof« / »in die Garage« die natürliche Reaktion. Da wir aber gerade die Produktion längerer Äußerungen und das »Jonglieren« trainieren möchten, sollte die Antwort möglichst den ganzen Satz enthalten. Falls ein Patient aber nur die präpositionale Ergänzung produziert, ist das kein Grund für Verbesserungen.

3.3.3 Negation 1

Bei dieser Form der Negation ist noch keine Wortumstellung nötig.

Die Therapeutin wählt dafür Bilder aus, die Handlungen mit Verben ohne Objekt stimulieren:

- Ther. (zeigt auf ein Bild und stellt eine Frage, die eine verneinende Antwort erfordert): »Duscht Lena?«
  Pat.: »**Lena duscht <u>nicht</u>**« oder, verlängert: »**Lena duscht nicht, Lena <u>badet</u>.**«

Natürlicher klingt es, wenn der Patient seine Antwort mit »Nein« einleitet, das bedeutet aber auch mehr Programmierung für ihn, d. h., eine zusätzliche Addition.

3.4   Satzerweiterungen mit Wortumstellung

Wie schon bei den Perfekt-Dialogen erkennbar, unterbrechen Wortumstellungen die bisher geübten Ketten eng verbundener Wörter und erfordern dadurch mehr Hemmung und Parallelität: Zum Beispiel erscheint ein Wort, das bisher den Satzanfang bildete, nun an zweiter Stelle (S-V wird zu V-S »Lena duscht« zu »duscht Lena?«), oder ein Wort, das bisher automatisiert einem anderen folgte (wie das Objekt in V-O-Kombinationen) muss gehemmt und parallel gehalten (»geparkt«) werden, während ein anderes Wort gesprochen oder geschrieben wird (»Paula gießt Blumen« zu »gießt Paula Blumen?«).

> ❯ Es ist sinnvoll, mit einer Wortumstellung zu beginnen und die Zahl der Umstellungen langsam zu steigern.

Dabei sollten die unter den Bildern liegenden Schriftstreifen durchgeschnitten und die Wörter vom Patienten so verschoben werden, dass die neue richtige Wortfolge zu sehen ist.

3.4.1   Fragen

▪ **Frage 1**

Diesmal stellt **der Patient** die Fragen zu Bildern, die zunächst nur Handlungen mit Verben ohne Objekt zeigen:

— Ther.: »Jetzt wechseln wir: Sie fragen mich:
   »Duscht Lena?«
   Pat.: **»Duscht Lena?«**
   Ther.: »Ja, das tut sie.«
   (Evtl. mit ergänzenden Worten, »gern«, »jeden Morgen«, »im Badezimmer« etc.

Die übrigen drei Fragen stellt der Patient ohne vorherige Hilfe.

▪ **Frage 2**

Im Anschluss an Frage 1 können die Patienten auch längere Fragen stellen zu Bildern, auf denen ein Objekt vorkommt. Jetzt wird – zusätzlich zur Wortumstellung – wie beim Perfekt die enge Verbindung zwischen Verb und Objekt durch die Einbettung des Subjekts unterbrochen, deshalb brauchen die Patienten zumindest anfangs wieder die Unterstützung durch die Schrift und sollten die schriftlichen Wörter verschieben. Die erste Frage gibt die Therapeutin wieder vor, die weiteren Fragen stellt der Patient:

— Ther.: (zeigt auf ›Lara hört Musik‹) »Jetzt fragen Sie:
   Hört Lara Musik?«
   Pat.: **»Hört Lara Musik?«**
   Ther.: »Ja, das tut sie.«

3.4.2   Negation 2

Ähnlich wie bei der Folge Frage 1 / Frage 2 könnte die Negation 2 auf die Negation 1 folgen, wenn ein Patient entsprechend flexibel reagiert:

— Ther. (zeigt auf ein Bild und stellt eine Frage, die eine verneinende Antwort verlangt): »Gießt Lars Blumen?«
   Pat.: **»Lars gießt nicht Blumen«** oder
   »Lars gießt nicht Blumen, Lars sammelt Pilze.«

Natürlicher klingt es, wenn der Patient seine Antwort mit »Nein« einleitet, dann muss er aber zwei Additionen programmieren.

3.4.3   Addition am Satzanfang

▪ **Adverb am Satzanfang**

Einige Sätze mit Adverbien als Anfangselementen wurden schon ohne Wortumstellung beschrieben (»natürlich« / »selbstverständlich« etc.). Wenn ein Patient eine gewisse Flexibilität in der Programmierung erreicht hat, kann er solche Strukturen auch in der fortgeschrittenen Version mit Wortumstellungen üben, wobei er wieder die zerschnittenen Schriftstreifen den Bildern zuordnet und beim Antworten entsprechend verschiebt.

— Ther.: Füttert Eva sonntags das Baby?«
   Pat.: **»Sonntags** füttert **Olaf** das Baby.«

Diese Übungen können mit diversen Adverbien (z. B. »manchmal«, »meistens«, »vielleicht«, »morgens« »nachts« etc.) durchgeführt werden.

▪ **Präpositionale Ergänzung am Satzanfang**

Strukturen mit einer präpositionalen (bzw. adverbialen) Ergänzung am Satzanfang, der eine Wortumstellung folgt, erfordern viel sprachliche Flexibilität, kommen aber in der normalen Sprache häufig vor, z. B. »Am Morgen trinkt Anna Kaffee«.

   Die Therapeutin erklärt den Patienten, dass die Verschiebung von Elementen vom Satzende an den Satzanfang auch einen Umtausch von Subjekt und Verb erfordert. Diese Wortumstellungen lassen sich am besten graphisch erklären, sodass die Patienten die Umstellungen mit Schriftstreifen nachvollziehen können:

   Der erweiterte Satz (◻ Abb. 3.1) wird so verändert, dass die präpositionale Ergänzung am Satzanfang steht (◻ Abb. 3.2).

   Für diese Struktur bieten sich viele Übungen an: z. B. »am Sonntag«, »um acht Uhr«, »vor 3 Tagen«, »vorige Woche« etc., entweder mit der Präsensform oder mit dem Perfekt, wobei darauf geachtet werden muss, dass die Ergänzungen inhaltlich plausibel erscheinen.

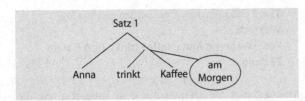

◘ Abb. 3.1 So spricht niemand

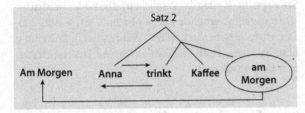

◘ Abb. 3.2 So klingt es richtig

- Ther.: »Was macht Anna am Morgen?«
  Pat.: **»Am Morgen trinkt Anna Kaffee.«**
  Ther.: »Und später, am Mittag?«
  Pat.: **»Am Mittag isst Anna Salat«** etc.
  Ther.: »Was hat Anna am Sonntag gemacht?«
  Pat.: **»Am Sonntag hat Anna Tennis gespielt«**
  etc.

■ ■ **Spielerische Kombinationen von Erweiterungen**
Wenn die Patienten flexibel reagieren und sich an Wortumstellungen gewöhnt haben, können die Erweiterungen spielerisch kombiniert werden. Evtl. stellt die Therapeutin nur die erste Frage, und der Patient erzählt dann der Reihe nach den ganzen Tagesablauf, wobei die Zettel unter den Bildern noch sichtbar sein können, wenn er sie noch braucht:

- Ther.: »Erzählen Sie mir, was Anna den ganzen Tag macht?«
  Pat.: **»Am Morgen trinkt Anna Kaffee im Garten – am Mittag putzt Anna Fenster im Haus – am Nachmittag isst Anna Torte im Café – am Abend hört Anna Musik im Bett.«**

Unter den Bildern liegen verschiedene Namen:
- Ther.: »Erzählen Sie mir, was diese Leute machen.«
  Pat.: **»Am Montag badet Mia den Hund im Hof – am Mittwoch packt Eva den Koffer im Schlafzimmer – am Freitag mäht Ben den Rasen im Garten – am Sonntag liest Hanno den SPIEGEL im Park.«**

Möglich sind noch weitere Wortumstellungen, wie z. B. »Am Morgen packt Eva im Schlafzimmer den Koffer«.

3.4.4 Zusätzliche Additionen am Satzanfang, in der Satzmitte und am Satzende

Auch Additionen, die an den einzelnen Satzteilen beliebig verlängert werden können, bringen Abwechslung in die immer noch sehr systematischen Übungen. Die jeweilige Übung sollte zunächst bei allen vier Bildern immer nur eine Addition (eine ähnliche Wortgruppe) enthalten, und immer an der gleichen Stelle im Satz, da sonst zu viel an Hemmung und Parallelität erforderlich ist. Zum Beispiel wird zunächst das GP durchgeführt mit

- Hanno liest Zeitung / Robert trinkt Wein / Alex spielt Schach / Lars fährt Rad

Anschließend an den DIALOG schlägt die Therapeutin Erweiterungen zu den Namen vor, die sie auf Papierstreifen schreibt und den Patienten zuordnen lässt, sodass sich ergibt:

- »mein Kollege Hanno …« / »mein Bruder Robert …« / »mein Nachbar Alex …« / »mein Freund Lars …«

Nachdem diese Sätze im DIALOG durchgespielt worden sind, einigen sich Patient und Therapeutin auf Erweiterungen beim Verb: »gern« oder »immer gern« etc., sodass der Patient auf die Frage: »Was macht Ihr Kollege gern?« antwortet: **»Mein Kollege Hanno liest gern Zeitung.«** Eine weitere, anspruchsvollere Erweiterung wäre dann **»Am Sonntag liest mein Kollege Hanno gern Zeitung«** / **»Am Abend trinkt mein Bruder Robert gern Wein«** etc.

Possessivpronomen, die bei solchen Erweiterungen nahe liegen, wie z. B. »**mein** Nachbar Alex«, können zwar von Patienten in diesem Stadium häufig noch nicht selbstständig abgerufen werden, fallen aber weniger schwer, wenn sie von der Therapeutin vorgeschlagen, von ihr geschrieben und den Bildern zugeordnet werden. (Der intensive Umgang mit Possessivpronomen kann meistens erst mit den Grammatik-Dialogen geübt werden.)

3.5 Konjugation

Obwohl es bei Satzerweiterungen noch nicht um das gezielte Üben von grammatischen Formen geht, ist es sinnvoll, das Verb-Repertoire, das im Grundprogramm nur die 1. und 3. Person Singular umfasste, um einige Formen zu erweitern. Jede neue Form sollte vor den Übungsdialogen erklärt werden.

Die 1. und 3. Person Plural sind am einfachsten, weil sie dem Infinitiv entsprechen. Die 2. Person Singular ist schwieriger und sollte nur in der regelmäßigen Form (ohne e-Erweiterung) geübt werden. Als noch schwieriger er-

3

weist sich meistens die 2. Person Plural. Die Höflichkeitsform ist zwar leichter zu artikulieren als die Du-Form, fällt
den Aphasikern aber erfahrungsgemäß schwer und erscheint im MODAK-Konzept erst in den Grammatik-
Dialogen.

- **Vorgehen**

Beim Üben der Satzerweiterungen werden dem jeweiligen
Bilder-Viererset neben den übrigen Wörtern auch die entsprechenden Verben mit ihren Flexionsformen zugeordnet. In einem Viererset werden **gleiche Formen** geübt.
Da die W-Wörter im Allgemeinen schwierig zu verstehen
sind, sollten die Therapeutin sie in ihren Fragen möglichst
vermeiden.

- Ther.: »Hören Tom und Felix Musik? – Sie…?
  Pat.: »<u>spielen</u> **Schach**«
  (entsprechend alle 4 Bilder in der 3. Person Plural)
- Ther.: »Tom und Felix, hört ihr Musik?«
  Pat.: »**Nein, wir** <u>spielen</u> **Schach**«
  (entsprechend alle 4 Bilder in der 1. Person Plural)
- Ther.: »Fährt Tom Fahrrad? Fragen Sie ihn!«
  Pat.: »**Tom, <u>fährst</u> du Fahrrad?**«
  (entsprechend alle 4 Bilder in der 2. Person
  Singular)
- Ther.: »Kommen Tom und Felix? Fragen Sie sie!«
  Pat.: »**Tom und Felix, kommt ihr?**«
  (entsprechend alle 4 Bilder in der 2. Person Plural)

Für diese Dialoge müssen die Pronomen wir, du, ihr vor
den entsprechenden Sitzungen geübt worden sein.

3.6   Nebensätze

Beim spielerischen und flexiblen Umgang mit Wortumstellungen und Additionen können allmählich einfache
Nebensätze eingeführt werden. Anfangs müssen vermutlich unter den Bildern noch die Schriftstreifen liegen,
später könnten sie weggelassen werden.

3.6.1   Gleichzeitigkeit

Auf dem Tisch liegen die vier Bilder

- Anna trinkt Kaffee / Hanno liest Zeitung / Jan hackt
  Holz / Lara hört Musik

- **Vorgehen**

Das Vorgehen ist wie bisher: ANLAUF und DIALOG werden durchgeführt. Am Ende des DIALOGs legt die Therapeutin einen Schriftstreifen mit dem Wort »während«
neben ein Bild. Sie zeigt auf dieses und das danebenliegen-
de Bild und fragt:

- Ther.: »Was machen diese beiden gleichzeitig?
  Während …?«
  Pat.: »**Während Anna Kaffee trinkt, liest Hanno
  Zeitung.**«

Anfangs zeigt die Therapeutin dem Patienten, wie die
Schriftstreifen verschoben werden müssen. Anschließend
verschiebt der Patient die Streifen selbst, während er die
Sätze spricht (Übung der Parallelität). Die Bilder werden im
Uhrzeigersinn verbunden (s. ▶ Abschn. 2.5.1, ▶ Abb. 2.7).
Der nächste Nebensatz wäre: »Während Hanno Zeitung
liest, hackt Jan Holz«, danach »Während Jan Holz hackt,
hört Lara Musik«.

3.6.2   Einfache dass-Sätze

Die schon genannten bestätigenden Sätze »Ich weiß«, »Ich
bin sicher« (▶ Abschn. 3.3.1) können ebenso wie andere
Floskeln (z. B. »Ich glaube«, »Ich denke« etc.) als Ein-
leitung zu einfachen dass-Sätzen eingesetzt werden (erweiterte dass-Sätze sind meistens erst bei den Grammatik-
Dialogen möglich). In einem Viererset sollte immer die
gleiche Floskel eingesetzt werden.

- Ther.: »Wäscht Paul wirklich das Auto?« (zweifelnder
  Ton)
  Pat.: »**Ja, ich weiß, dass Paul das Auto wäscht.**«
- Ther.: »Hat Hanna wirklich den Brief geschrieben?«
  Pat.: »**Ja, ich denke, dass Hanna den Brief geschrie-
  ben hat.**«

3.7   Ohne Bilder

Eine Dialog-Variation, die die Patienten anregt, ohne Bildunterstützung zu antworten und sie damit auf die Grammatikdialoge vorbereitet: Die Therapeutin zeigt nacheinander auf die vier auf dem Tisch liegenden Bilder und fragt:

- Ther.: »Was macht sie, wenn sie fertig ist?« (Übung
  des Präsens)
  Pat. (denkt nach): »**Sie … schläft.**«
  Ther.: »Und was hat sie vorher gemacht?« (Übung
  des Perfekts)
  Pat. (denkt nach): »**Sie … hat Kaffee getrunken.**«

Die Suggestion, die die Bilder ausüben, wird bei solchen
Übungen deutlich: Den Patienten fällt zunächst nichts ein,
was nicht durch ein Bild suggeriert wird. Manchmal lassen
sie sich durch einen auf dem Bild dargestellten Gegenstand
inspirieren:

- Ther. (zeigt auf das Bild »wäscht das Auto«, auf dem
  ein Wassereimer zu sehen ist): »Was hat er vorher
  gemacht?«

Pat.: »Hat ... den Eimer mit Wasser ... wie macht man das, so rein? ... hat den Eimer mit Wasser gefüttert ... gefüllt.«

Manche Patienten nennen die Tätigkeit, die auf dem Nachbarbild dargestellt ist.

Solange ein Patient Mühe hat, sich ohne Bildvorlage eine Tätigkeit auszudenken, sollte die Therapeutin sparsam mit solchen Übungen umgehen. Sie könnte zunächst in jeder Sitzung nur eine Viererset-Runde mit dem Präsens durchführen, in einer anderen Sitzung eine Runde mit dem Perfekt, und dann allmählich Präsens und Perfekt nacheinander üben. Diese Übungen, bei denen die Patienten selbstständig Fantasie entwickeln müssen, ist eine gute Vorbereitung auf die Kommunikation außerhalb der Therapie.

Die Übungen mit Satzerweiterungen können sich über Wochen, manchmal Monate, erstrecken und sollten in jeder Sitzung mit anderen MODAK-Angeboten kombiniert werden, z. B. aus dem Bereich der Texte oder der Zahlen.

Gegen Ende dieser Übungsphase, wenn die Patienten mit einer gewissen Leichtigkeit mit den im Grundprogramm angebotenen Strukturen umgehen, kann die Arbeit mit den vier MODAK-Bildern allmählich durch eine Variation ersetzt werden: Die Therapeutin stellt einen Packen Bilder zusammen, die die gleiche Satzstruktur signalisieren, und bietet ein Bild nach dem anderen an, wobei sie zunächst ihre Fragen so stellt, dass die meisten Antwortstrukturen in ihnen enthalten sind: Bei einer Bilderserie fragt sie z. B.: »Sind Sie sicher, dass Jan Holz hackt?«; »Sind Sie sicher, dass Ben den Rasen mäht?« etc. Bei einer anderen Bilderserie stellt sie Fragen wie »Wer füttert sonntags das Baby?«; »Wer wäscht manchmal das Auto?« etc. (In diesem Stadium verstehen Patienten schon W-Fragen besser.) Bei allen Übungen geht es zunächst um die Übung der kommunikativen Reaktionen und des flüssigen Sprechens. Später kann die Therapeutin Fragen formulieren, die mehr Ansprüche an die Wortfindung und den Umgang mit Wortumstellungen stellen.

3.8 Fazit

Hinter allen Satzerweiterungen steht der Wunsch, die kommunikativen Fähigkeiten der Aphasiker zu steigern: ihnen zu ermöglichen, von einer gedanklichen Ebene aus die immense Zahl der Programmierungs- und Produktionsprozesse zu steuern und zu beginnen, sich wieder als aktiv Handelnde im Kontakt mit ihrer Umgebung zu fühlen.

3.9 Übersicht: Satzerweiterungen

Satzerweiterungen ohne Wortumstellung

- Addition am Satzanfang
  - Bestätigung: »natürlich« / »selbstverständlich«/ »ich weiß« etc.
    Ther.: »Hackt Jan wirklich Holz?«
    Pat.: **»Natürlich – Jan hackt Holz.«**
- Addition am Satzende
  - Präpositionale Ergänzung:
    Ther.: »Wäscht Paul das Auto im Garten?« (Dativ)
    Pat.: **» Paul wäscht das Auto im Hof.«**
    Ther.: »Fährt Nina das Auto in die Werkstatt?« (Akkusativ)
    Pat.: **»Nina fährt das Auto in die Garage.«**
  - Negation 1:
    Ther. (stellt eine nicht zum Bild passende Frage) »Duscht Lena?«
    Pat.: **»Lena duscht nicht, Lena badet.«**

Satzerweiterungen mit Wortumstellung

- Fragen
  - Frage 1:
    Ther.: »Jetzt fragen Sie mich: Duscht Lena?«
    Pat.: **»Duscht Lena?«**
  - Frage 2:
    Ther. »Jetzt fragen Sie mich: Hört Lara Musik?
    Pat.: **»Hört Lara Musik?«**
- Negation 2
  Ther. (stellt eine nicht zum Bild passende Frage): »Gießt Lars Blumen?«
  Pat.: **»Lars gießt nicht Blumen, Lars sammelt Pilze.«**
- Addition am Satzanfang:
  - Adverb: (manchmal / meistens / vielleicht / morgens / etc.)
    Ther.: »Füttert Eva sonntags das Baby?«
    Pat.: **»Sonntags füttert Olaf das Baby.«**
  - Präpositionale Ergänzung: (am Morgen / am Sonntag etc.)
    Ther.: »Trinkt Anna am Morgen Milch?«
    Pat:. **»Am Morgen trinkt Anna Kaffee.«**
- Zusätzliche Satzerweiterungen am Satzanfang, in der Satzmitte und am Satzende
  Ther.: »Was machen diese Leute gern?«
  Pat.: **»Am Abend liest mein Kollege Hanno gern Zeitung im Bett / Am Sonntag spielt mein Bruder Robert gern Schach im Club ...«**

Konjugation

— Verschiedene Personalformen im Präsens

- 3. Person Plural:

  Ther.: » Hören Tom und Felix Musik? - Sie … ?«

  Pat.: »**spielen Schach**«

- 1. Person Plural:

  Ther.: »Tom und Felix, hört ihr Musik?«

  Pat.: »**Nein, wir spielen Schach.**«

- 2. Person Singular:

  Ther.: »Fragen Sie mich: Tom, fährst du Rad?«

  Pat.: »**Tom, fährst du Fahrrad?**«

- 2. Person Plural:

  Ther.: »Jetzt fragen Sie mich:

  Tom und Felix, kommt ihr?«

  Pat.: »**Tom und Felix, kommt ihr?**«

Nebensätze

— Gleichzeitigkeit

  Ther.: »Was machen die beiden gleichzeitig?

  Während …«

  Pat.: »**Während Anna Kaffee trinkt, liest Hanno Zeitung.**«

— Einfache dass-Sätze

  Ther.: »Wäscht Paul wirklich das Auto?«

  Pat.: »**Ja, ich weiß, dass Paul das Auto wäscht.**«

Ohne Bilder

— Ther.: »Was macht sie, wenn sie fertig ist?«

  Pat.: »**Sie … schläft.**«

  Ther.: »Was hat sie vorher gemacht?«

  Pat.: »**Sie … hat Kaffee getrunken.**«

Grammatik im Dialog: Jonglieren mit Worten und Strukturen

Luise Lutz

L. Lutz, *MODAK – Modalitätenaktivierung in der Aphasietherapie*,
DOI 10.1007/978-3-662-48207-0_4, © Springer-Verlag Berlin Heidelberg 2016

4

Die gestörte Grammatik wirkt sich auf alle Modalitäten aus

— **Spontanes Sprechen**

Herr M. erzählt:

»Zwei Monat weiter ich hatte München!«

Es stellte sich heraus, dass er sagen wollte :

»In zwei Monaten fahre ich nach München.«

— **Verstehen**

Frau R. bekommt ein Diktat. Sie schreibt:

»Ich bade das Hund.«

Als die Therapeutin noch einmal langsam und betont sagt:

»Ich bade **den** Hund«, sieht sie erstaunt auf – sie hat doch den Satz schon geschrieben!

Die Therapeutin zeigt auf »das« und sagt:

»Hier sollten Sie lieber radieren.« Frau R. erkennt den Fehler und sagt:

<u>»Ich habe das nicht so gehört!«</u>

Frau R. »hört« (versteht) nur das, was ihre – gestörten – Verarbeitungsprozesse dekodieren.

— **Selbstständiges Schreiben**

Frau L., eine neue Patientin, ist gebeten worden, etwas über die Reha zu schreiben, von der sie gerade zurückgekommen ist. Sie schreibt:

»Ich habe mich für dich Jutta einen EC-Karten und das Geld abnachgeliegten. Ich habe mich einem andere EC- Karten von das Bank zugenimmen. Die Bankapparat neben den Reha habe ich das Geld gezunachnimmten.«

Frau L. weiß, dass ihre Sprache noch »abweicht«, aber mutig und unbeirrt schreibt (und sagt) sie, was sie sagen möchte – eine gute Voraussetzung, die Sprache zurückzugewinnen.

Unsere Grammatik-Dialoge gelingen von Woche zu Woche besser.

— **Lesesinnverständnis**

Herr K. entdeckt im Therapieraum ein Buch von Tomi Ungerer, den er sehr bewundert. Auf jeder Seite ist eine große Zeichnung, darunter steht jeweils nur ein kurzer Satz. Die ersten Seiten kann Herr K. ohne Schwierigkeiten lesen. Aber dann stockt er. Es geht um ein Paket:

»Madame Bodot kreisch**te**, als **sie es** öffnete. **Es war** eine Schlange drin. **Ihr** Sohn hat**te sie ihr** zum Geburtstag geschickt.«

Herr K. ist ratlos und etwas enttäuscht. Er hat doch in den Therapiesitzungen schon wieder Sätze gelesen! »Schlange«, »Sohn«, »Geburtstag« sind kein Problem, aber diese vielen kleinen Wörter: »war«, »es«, »sie«, »ihr« … Das Ungerer-Buch hat ihn durch viele Grammatik-Dialoge begleitet.

4.1   Grammatik-Dialoge

» Wenn ich mit jemandem spreche, ist mein eigenes Reden zeitlich gegliedert … Wer mir zuhört, ist zeitlich mit mir synchronisiert … wir sind in einer Zeit miteinander verbunden, und wir teilen ein gemeinsames Bewusstsein. Nichts anderes ist das Gespräch, als Gemeinsamkeit des Zuhörens und Sprechens zu erzeugen und damit ein verdoppeltes Bewusstsein zu gewinnen.

(Pöppel 2006, S. 317)

Unsere – inzwischen nicht mehr global betroffenen – Patienten sehen sich einer überwältigenden Zahl an grammatischen Mustern gegenüber, die sie in Gesprächen nicht anwenden können. Es ist ihnen bisher nicht gelungen, die vielen verschiedenen grammatischen Strukturen mündlich und schriftlich so weit zu automatisieren, dass sie mit ihnen auch außerhalb der Therapie umgehen können. Die Gesprächssituationen mit ihren akustischen, visuellen, emotionellen und anderen Wahrnehmungen überfordern sie; die Reaktionen ihrer Umgebung, die auf schnelle Besserung hofft, entmutigen sie – sie gehen Gesprächen aus dem Weg.

Deshalb ist für Aphasiepatienten »learning by doing« so sinnvoll: In der geschützten Atmosphäre des Therapieraums können sie jetzt bei Gesprächen (= therapeutischen Dialogen) in Ruhe ihre Antworten auf Fragen der Therapeutin programmieren. Dabei hilft ihnen die Dialog-Situation: die Stimme der Therapeutin, die Intonation, mit der sie ihre Fragen stellt, ihre Mimik, ihre Zuversicht, dass der Patient in diesem Moment die richtige Antwort findet (wenn nicht sofort, dann eben später) – eine entspannte, positive Atmosphäre, die den Patienten gleichzeitig beruhigt und anregt.

Kandel (2006, S. 445f) beschreibt die neuronalen Korrelate der Wahrnehmung von positiven Gefühlen. Er bezieht sich u. a. auf Untersuchungen, in denen festgestellt wurde, »dass ein direkter Blick und ein glücklicher Gesichtsausdruck die Kommunikation … erleichtern« und dass diese positiven emotionalen Reaktionen eine bestimmte Region im präfrontalen Cortex aktivieren, die auf Belohnung reagiert. Roth (2014, S. 356) erklärt, »dass lobende, aufmunternde Worte, aber auch nichtverbale Kommunikation wie Blicke, Gestik, Mimik … die Ausschüttung ›positiver‹ neuroaktiver Substanzen auslösen, wie etwa endogener Opioide, Serotonin und Oxytocin.«

Bei diesen (therapeutisch wirksamen) Grammatik-Dialogen kann es sich – wie bei allen Gesprächen – um Sachfragen und entsprechende Antworten handeln. Aber auch Gesprächsreaktionen mit vielen anderen Situationshintergründen sind denkbar: Jemand macht eine Bemerkung, ein anderer reagiert darauf mit einer erstaunten

Rückfrage, widerspricht dem Gesagten oder zeigt in seiner Antwort durch die Intonation bzw. Wortwahl an, dass er das eben Gesagte schon weiß bzw. kennt.

Beispiele
- **Ablehnung:**
  Ther.: »Schreiben Sie bitte die Einladungen!«
  Pat.: »Ich habe die Einladungen (schon) geschrieben!«
- **Beteuerung:**
  Ther.: »Helfen Sie manchmal Ihrer Frau?«
  Pat.: »Natürlich helfe ich (manchmal) meiner Frau!«
- **Bestätigung:**
  Ther.: »Ist der junge Arzt tüchtig?«
  Pat.: »Ja, er ist tüchtig!«
- **Verblüffung:**
  Ther.: »Boris kauft dieses alte Haus.«
  Pat.: »Ach – Boris kauft dieses alte Haus??«
- **Erstaunte Verneinung:**
  Ther.: »Herr Sauer, waschen Sie Ihrer Frau die Haare?«
  Pat.: »Nein, ich wasche ihr nicht die Haare!«
- **Gespielte Verärgerung:**
  Ther.: »Dresden liegt an der Elbe.«
  Pat.: »Ich weiß, dass Dresden an der Elbe liegt!«

In vielen Fällen kann die Betonung andeuten, was normalerweise durch Adverbien (bei den Beispielen in Klammern) ausgedrückt wird. Eine willkommene Nebenwirkung dieser Dialog-Übungen ist die Verbesserung der Intonation: Die Patienten reagieren auf die (gespielten) Botschaften in den Äußerungen der Therapeutin und beginnen, auch ihre Antworten entsprechend spielerisch zu betonen.

- **Übungen, die keine echten Dialoge sind**

Wichtig ist, dass die Patienten echte Dialoge erleben, die sie zum Antworten stimulieren. Es sollte sich nicht um reine Übungsfragen handeln, die zwar grammatikalisch richtige Antworten stimulieren, aber situativ kaum plausibel sind, wie z. B.
- bei der Übung von Kausalsätzen:
  Ther.: »Warum spannt Otto den Schirm auf?«
  Pat.: »Weil es regnet«.
- bei der Übung des Passiv:
  Ther.: »Der Präsident begrüßt Frau Merkel.«
  Pat.: »Frau Merkel wird vom Präsidenten begrüßt.«

In beiden Fällen werden tatsächlich grammatische Probleme behandelt. Aber es handelt sich nur um grammatische Übungen, nicht um echte Dialoge. Wann würden zwei Leute sich so unterhalten? Es fehlt nicht nur der Grund, weshalb der Erste den Mund aufmachen und der Zweite ihm antworten sollte, es fehlt auch die Gesprächsatmosphäre, die Intonation, die Lebendigkeit, die bei nor-

malen Gesprächen dazugehört. Der erste Dialog wäre nur sinnvoll, wenn Rüdiger sieht, wie Otto bei strahlendem Sonnenschein den Schirm aufspannt, und er z. B. die Antwort bekäme: »Weil er seine Schlüssel sucht.« Der zweite Dialog bekäme Sinn, wenn die Frage wäre: »Begrüßt der Außenminister Frau Merkel?«, die beantwortet würde mit »Nein, Frau Merkel wird vom Präsidenten begrüßt.«

> **Grammatische Dialoge aktivieren stärker als grammatische Übungen.**

4.2 Die Komplexität der grammatischen Muster wird gesteigert

Vom Grundprogramm ausgehend, sind der Einsatz und die Vernetzung der Prozesse innerhalb der sprachlichen Maschinerie schrittweise gesteigert worden: Die neurophysiologischen Prozesse der Hemmung, Aktivierung, zeitlichen Steuerung und parallelen / synchronen Steuerung sind angeregt worden, kontinuierlich ihre Kapazität zu erhöhen, so dass nun, im Bereich der Grammatik, die Komplexität der sprachlichen Aktivierungsmuster um das Vielfache steigt: Während der Umgang mit den einzelnen grammatischen Problemen im Vordergrund steht, werden gleichzeitig – Synchronie ! – die unterschiedlichen Modalitäten trainiert: beim Einstieg in jeden Dialog das Lesesinnverständnis und das laute Lesen, beim Durchspielen der Dialogsequenzen das mündliche Reagieren, d. h., die Wortfindung, die Artikulation und die Sprechflüssigkeit, die Intonation, das auditive Verstehen und beim schriftlichen Beantworten der Dialogfragen das selbstständige Schreiben. Aber nicht nur sprachsystematische Fähigkeiten werden geübt, sondern sämtliche kommunikativen Reaktionen wie z. B. zeitlich adäquater Sprecheinsatz, Mimik, Körpersprache, bei den schriftlichen Antworten der Perspektivwechsel (von »Haben Sie …« zu »Ich habe …«), und immer wieder das verbale Gedächtnis.

4.2.1 Therapieplanung

Aus der großen Zahl der möglichen Grammatik-Dialoge kann hier – beispielhaft – nur ein kleiner Ausschnitt gegeben werden, unterteilt in Dialogübungen zu Wort- und zu Satz-Kategorien. Innerhalb beider Gruppen geht es um unterschiedlich komplexe Strukturen, sie stellen daher unterschiedliche Anforderungen an die spracherzeugenden und sprachverarbeitenden Prozesse.

Genaue Angaben über die unterschiedlichen Schwierigkeitsgrade der Dialoge sind kaum möglich. Zu den **Faktoren, die sie beeinflussen, gehört die Anzahl der strukturellen Veränderungen,** die ein Patient in seiner Antwort auf die Frage der Therapeutin durchführen muss. Denn die Patienten haben die Tendenz, bei ihren Antworten die Fragestruktur der Therapeutin zu übernehmen, und ihre Antworten fallen ihnen umso schwerer, je mehr sie diese Struktur verändern müssen.

Strukturveränderungen sind:
- Addition (Hinzufügung von sprachlichen Elementen),
- Permutation (Umstellung von sprachlichen Elementen),
- Substitution (Ersetzung eines Elementes durch ein anderes),
- Deletion (Tilgung von sprachlichen Elementen).

In jeder Dialog-Sequenz sollten alle Dialoge die gleiche Anzahl an Strukturveränderungen haben.

Beispiel
- Ther.: »Geben Sie bitte Herrn Müller die Schlüssel.«
  Pat.: »Ich habe ihm die Schlüssel (schon) gegeben.«
3 Substitutionen: »ich« (für »Sie«), »ihm« (für »Herrn Müller«), »habe gegeben« (für »geben«).

Die gleiche Struktur:
- Ther.: »Bringen Sie bitte Frau Petersen die Blumen.«
  Pat.: »Ich habe ihr die Blumen (schon) gebracht.«

Manche »Sprünge« von der Frage- zur Antwortstruktur sind schwieriger als andere: Zum Beispiel haben viele Patienten mehr Schwierigkeiten, auf eine Frage im Perfekt eine Antwort im Präsens zu geben, als umgekehrt.

Andere sprachsystematische Faktoren, z. B. **die Regelmäßigkeit der sprachlichen Elemente** und **das individuelle sprachliche Repertoire** beeinflussen die Schwierigkeitsgrade der Dialoge ebenso wie das verbale Gedächtnis. Letztlich müssen die Therapeuten bei der Therapieplanung für jeden Patienten selbst abschätzen, welche Dialoge für den Einstieg in das jeweilige grammatische Problem geeignet sind und in welcher Reihenfolge sie sich hinsichtlich ihrer Schwierigkeitsgrade einsetzen lassen. Anhaltspunkte ergeben sich aus den Reaktionen der Patienten.

> Jede Therapeutin muss bei der Therapieplanung für jeden Patienten selbst abschätzen, welche Dialoge für den Einstieg in das jeweilige grammatische Problem geeignet sind und in welcher Reihenfolge sie sich hinsichtlich ihrer Schwierigkeitsgrade steigern lassen. Anhaltspunkte dazu ergeben sich aus den Reaktionen der Patienten.

Es wäre nicht sinnvoll, **alle** Dialoge aus **einer** grammatischen Kategorie der Reihe nach durchzuspielen (wie z. B. im Fremdsprachen-Unterricht: »jetzt üben wir die Pronomen«, »Jetzt sind wir bei den Präpositionen« etc.) Vielmehr sollten zunächst die Dialoge, die weniger Anforderungen an die allgemeine verbale Kombinatorik und das verbale Gedächtnis stellen, aus diversen, im sprachlichen Niveau ähnlichen grammatischen Kategorien ausgewählt werden.

Mit manchen Dialogbeispielen soll ein grammatisches Problem **eingeführt**, in anderen Fällen ein schon geübtes Problem **wiederholt** werden. Bei der Einführung eines grammatischen Problems ist es wichtig, dass die Patienten bei ihren Antworten nur auf dieses **eine** Problem achten müssen, das ihnen gründlich erklärt werden sollte, so dass evtl. nur diese eine Dialogsequenz in einer Therapiesitzung durchgespielt werden kann.

Die unterschiedlichen Übungsdialoge werden im Laufe der folgenden Wochen / Monate abwechselnd wiederholt. Dabei könnte die Therapeutin entweder einige zusätzlich entworfene Dialogsequenzen anbieten, die der Struktur einer kurz vorher eingeführten Sequenz genau entsprechen, aber mit anderem Vokabular andere Situationen suggerieren. Oder sie könnte einige früher eingeführte Sequenzen durchspielen, bei denen die Patienten mit mehreren schon geübten grammatischen Strukturen umgehen müssen. In beiden Fällen könnten mehrere Dialogsequenzen in einer Sitzung durchgespielt werden.

Die Dialogfragen sollten immer so konzipiert sein, dass die Patienten mit ihren Antworten die richtige grammatische Form (d. h., die richtigen neuronalen Aktivierungsmuster) üben. Dabei sollte auf Variation der grammatischen Probleme geachtet werden: Es ist kaum möglich, ein grammatisches Muster in vielen einander folgenden Therapiesitzungen so lange zu üben, bis es automatisiert ist. Eine Automatisierung würde zu lange dauern und die Patienten sowohl langweilen als auch demotivieren. Es hat sich aber gezeigt, dass auch Wiederholungen eines grammatischen Problems, die in Abständen durchgeführt werden, effektiv sind.

4.2.2 Vorgehen

Erfahrungsgemäß ist es günstig, bei der Einführung einer neuen Grammatikstruktur zunächst ca. 10 Dialogfragen, die auf einem DIN-A4-Blatt stehen, mit dem Patienten durchzugehen.
- Ther.: »Möchten Sie mit Barack Obama Puter essen?« (das Weiße Haus besichtigen)
  Pat.: »Nein, ich möchte mit ihm das Weiße Haus besichtigen.«
  »Möchten Sie mit der Queen das Parlament eröffnen?« (eine Pferdeshow besuchen)
  »Möchten Sie mit Sebastian Vettel im Ferrari sitzen?« (einen Sieg feiern)

»Möchten Sie mit Frau Merkel eine Sitzung leiten?«
(eine Oper besuchen)
»Möchten Sie mit Präsident Gauck eine Ausstellung
eröffnen?« (Tee trinken)
»Möchten Sie mit Frau von der Leyen Panzer besich-
tigen?« (Musik hören)
»Möchten Sie mit Til Schweiger einen Film drehen?«
(Urlaub machen)
»Möchten Sie mit Günther Jauch eine Talkshow
leiten?« (Potsdam ansehen)
»Möchten Sie mit dem Papst Argentinien besuchen?«
(Flüchtlinge treffen)
»Möchten Sie mit Roger Federer Tennis spielen?«
(eine Weltreise machen)

Der erste Dialog sollte als Beispiel oben auf dem Blatt stehen: Die Therapeutin liest die Frage vor, der Patient liest
die Antwort vor. Gewisse Hinweise können auf der Seite
rechts oben gegeben werden (dort, wo bei Briefen das Da-
tum steht), z. B. »mit ihm«; »mit ihr; »mit ihm«. Danach
erklärt die Therapeutin, was bei diesem Grammatikpro-
blem zu beachten ist. Während sich beide mit der ersten
Frage und Antwort beschäftigen, sollten alle anderen Fragen verdeckt sein. Anschließend wird die zweite Frage auf-
gedeckt, die Therapeutin stellt sie, der Patient kann sie
mitlesen. Danach sollte er sie so beantworten, wie die
Schlüsselwörter vorgeben, die hinter der jeweiligen Frage
in Klammern stehen.

Patient und Therapeutin gehen alle Fragen gemeinsam
durch, der Patient beantwortet sie mündlich und macht
sich evtl. schriftliche Notizen. Dann nimmt er die Fragen
mit nach Hause, um sie dort schriftlich zu beantworten.
In der nächsten Sitzung gehen Therapeutin und Patient
die schriftlichen Antworten durch. Anschließend legt der
Patient das Blatt beiseite und beantwortet noch einmal
mündlich die Fragen (möglichst ohne auf das Blatt zu
sehen), die die Therapeutin in anderer Reihenfolge stellt.
Die Therapeutin legt danach das entsprechende Blatt in die
Akte des Patienten und holt es in den nächsten Wochen in
unregelmäßigen Abständen wieder hervor, um das Frage-
Antwort-Spiel zu wiederholen – diesmal mündlich und
ohne dass der Patient die Fragen mitliest.

Eine Variation, die sich vor allem bei komplexeren
Übungen bewährt hat: Nachdem der Patient die Antworten zu Hause schriftlich beantwortet hatte, diktiert die
Therapeutin ihm einige Therapiesitzungen später Fragen,
die Antworten in der gleichen Grammatikstruktur, aber
mit anderen Worten erfordern.

Beispiel
(Frühere Sequenz)
- Ther.: »Die Kinder müssen abgeholt werden.«
  Pat: »Holst du die Kinder ab?«
  etc.

Erste Frage einer neuen diktierten Sequenz:
- Ther.: »Die Gäste müssen angerufen werden.«
  Pat.: (schreibt zuhause die entsprechenden Antworten),
  wie hier: »Rufst du die Gäste an?«

Der Patient nimmt das selbst geschriebene Frage-Blatt
nach Hause mit und beantwortet die Fragen schriftlich
und mündlich. (Erfahrungen in der Praxis haben gezeigt, dass es relativ schwer ist, den Abruf einzelner Wörter
zu automatisieren, während manche grammatischen
Strukturen in vielen Fällen leichter automatisiert werden
können.)

Auf diese Weise sammeln sich im Laufe der Zeit sowohl
in der Akte des Patienten als auch bei ihm zu Hause die
Dialog-Bögen, die er bei einer Therapie-Unterbrechung /
Urlaub der Therapeutin etc. selbst durchgehen kann.

Falls sich herausstellen sollte, dass der Patient keine der
Antworten selbst formulieren kann, ist der Dialog noch zu
schwer. Die Therapeutin könnte trotzdem die Fragen mit
ihm durchgehen, die Antworten mit ihm zusammen formulieren oder sie ihm evtl. diktieren. Es wäre aber kaum
zu erwarten, dass der Patient danach mit diesem Dialog
selbstständig umgehen könnte: Er sollte für später aufgehoben werden.

Die Dialoge sollten nie eine ganze Therapiesitzung aus-
füllen, sondern ergänzt werden durch Arbeit mit Texten,
mit Zahlen oder durch sonstige Therapieeinheiten.

4.3   Dialoge zu grammatischen Kategorien

Aus der großen Zahl der Grammatikdialoge, die sich im
Laufe der Jahre in der Praxis angesammelt haben, kann hier
nur ein kleiner Ausschnitt gegeben werden. Sie betreffen
Grammatikprobleme, die sich bei vielen Patienten gezeigt
haben. Es würde den Umfang dieses Buches weit über-
schreiten, die jeweils 10 Dialoge der einzelnen Dialog-
Sequenzen hier abzudrucken. Wie in den beiden früheren
Auflagen dieses Buches werden hier zu den verschiedenen
grammatischen Kategorien jeweils nur einige Dialog-
beispiele angegeben; es dürfte aber nicht schwer sein, weitere Dialoge mit genau der gleichen Struktur, aber anderem
Vokabular zu entwerfen. (Eine umfangreiche Sammlung an
Therapie-Vorlagen für Grammatik-Dialoge enthält Lutz
2010a unter der Überschrift »Grammatik im Dialog«.)

Die Reihenfolge der Beschreibungen der grammatischen Kategorien orientiert sich – dem MODAK-Prinzip

> Er pflanzte (einen) kleinen (Apfelbaum) im (Garten), bevor er zum See fuhr.
>
> ──
>
> Pronomen   Verben   Adjektive   Präpositionen   Nebensätze

◻ **Abb. 4.1** Aussagesatz mit grammatischen Kategorien

entsprechend – in diesem Buch an der Reihenfolge der Wörter in einem Aussagesatz (◻ Abb. 4.1).

Die Kategorie der Substantive wurde ausgelassen, weil Substantive im Grundprogramm, in den Satzerweiterungen und bei der Arbeit mit Texten auch geübt werden. Sie tauchen innerhalb der verschiedenen Grammatikkategorien in diversen Dialogen mit entsprechenden Deklinationsendungen auf.

In den Beispielsätzen sind betonte Elemente unterstrichen.

4.3.1 Pronomen

Pronomen können – wie alle Funktionswörter – schwerer aktiviert werden als Inhaltswörter, vermutlich, weil sie unbetont sind.

Reihenfolge der Dialoge, die der häufigsten Schwierigkeitshierarchie entspricht (individuelle Ausnahmen sind möglich):

1. Personal-pronomen	a. Nominativ (er/sie/es)	Die übrigen später
	b. Akkusativ (ihn/sie/es)	
	c. Dativ (ihm/ihr/ihm)	
2. Possessiv-pronomen	a. Nominativ (mein/dein/sein)	Später ihr/unser/euer
	b. Akkusativ (meinen/deinen/seinen)	Die übrigen später
3. Reflexiv-pronomen	a. Akkusativ (mich/sich)	Die übrigen später
	b. Dativ (mir/sich)	Die übrigen später

Für den Anfang geeignet sind Dialoge mit Personalpronomen im Nominativ, im Anschluss können Personalpronomen im Akkusativ und Dativ folgen, danach Possessivpronomen, noch später Reflexivpronomen. Verschiedene Deklinationsformen der Pronomen sollten erst spät geübt werden.

Personalpronomen im Nominativ

Da bei Aphasie die Tendenz besteht, das in der Frage genannte Substantiv in der Antwort unverändert zu übernehmen, müssen auch die relativ leichten Pronomen im Nominativ geübt werden.

In dieser Dialogsequenz erfordern die Antworten eine Wortumstellung, die Ersetzung der Substantive durch Pronomen in der richtigen Genusform, eine Addition der Ant-

wortpartikel »nein« am Satzanfang, Lesesinnverständnis für die Einfügung der richtigen Orts- bzw. Ländernamen und die Hemmung der falschen Ortsnamen.

- Ther.: »Reist Herr Gauck nach Kopenhagen?« (Brüssel)
  Pat.: »Nein, *er* reist nach <u>Brüssel</u>!«
- Ther.: »Fliegt Frau von Leyen nach Kanada?« (Frankreich)
  Pat.: »Nein, *sie* fliegt nach <u>Frankreich</u>«

Personalpronomen im Akkusativ

- Ther.: »Sehen Sie den Mond?«
  Pat.: »Ja, ich <u>sehe</u> *ihn*.«
- Ther.: »Verlieren Sie machmal die Geduld?«
  Pat.: »Ja, ich <u>verliere</u> *sie* (manchmal).«

Hier handelt es sich um zwei Dialogsequenzen. Während die erste Dialogsequenz eine Substitution der Verbform, eine Wortumstellung und eine Addition am Satzanfang verlangt (die wichtig ist, weil sie zunächst erfordert, dass der ganze weitere Satz gehemmt wird), kommt in der zweiten Sequenz noch eine weitere Addition am Satzende dazu (»manchmal«). Solche Additionen werden von den Patienten leicht vergessen, weil sie zu sehr mit den Permutationen beschäftigt sind, die Therapeutin sollte aber nicht darauf bestehen.

Die Akkusativ-Dialoge sollten vor den Dativ-Dialogen durchgeführt werden, weil sie leichter sind; die Sequenzen dürfen nicht zu schnell auf einander folgen.

Personalpronomen im Dativ

- Ther.: »Helfen sie manchmal Ihrer Frau?«
  Pat.: »Ja, ich <u>helfe</u> *ihr* (manchmal).«
- Ther.: »Geben Sie Herrn Müller bitte die Schlüssel!«
  Pat.: »Ich <u>habe</u> *ihm* die Schlüssel gegeben.«

Bei der zweiten Dialogsequenz gibt es eine Steigerung der Schwierigkeiten, weil hier das Pronomen im Dativ vor dem Objekt im Akkusativ produziert werden muss, d. h., das in der Aufforderung der Therapeutin betonte Objekt muss gehemmt werden, bis das Pronomen gesprochen worden ist.

Akkusativ und Dativ: gemischte Dialoge

Wenn die Patienten mehrere Akkusativ- und Dativ-Serien durchgespielt haben, ist es sinnvoll, durch gemischte Serien den Anforderungen von Gesprächen außerhalb der Therapie näher zu kommen.

- Ther.: »Prüfen Sie manchmal Ihr Konto?«
  Pat.: »Ja, ich prüfe es (manchmal)«
- Ther.: »Zeigen Sie Ihren Gästen manchmal Fotos?«
  Pat.: »Ja, ich **zeige** ihnen (manchmal) Fotos.«

Possessivpronomen im Nominativ

- Ther.: »Steht dein Auto am Bahnhof?« (Rathaus)
  Pat.: »Nein, *mein* Auto steht am Rathaus.«
- Ther.: »Wohnt deine Tochter in Hamburg?«
  Pat.: »Nein, *meine* Tochter wohnt in <u>Berlin</u>.«

Die Deklination der Possessivpronomen bedeutet für Aphasiker ein Problem und sollte nicht zu früh versucht werden (kann aber in den Fragen der Therapeutin schon benutzt werden). Sinnvoll ist es, mit den Pronomen »mein« / »dein« / »sein« im Nominativ Singular zu beginnen (verschiedene Serien für je »mein«, »dein«, »sein«). Die die Höflichkeitsform »Ihr« (Possessivpronomen Nominativ mask. und neutrum Höflichkeitsform) ist besonders verwirrend, weil sie lautlich übereinstimmt mit dem Personalpronomen 2. Person Plural. Das Adverb »manchmal« kann weggelassen werden, wenn der Umgang mit den Possessivpronomen einem Patienten anfangs noch viel Mühe macht.

Possessivpronomen im Akkusativ

- Ther.: »Baden Sie manchmal Ihren Hund?«
  Pat.: »Ja, ich <u>bade</u> *meinen* Hund.«
- Ther.: »Düngen Sie manchmal Ihre Blumen?«
  Pat.: »Ja, ich <u>dünge</u> *meine* Blumen.«

Reflexivpronomen im Akkusativ

- Ther.: »Erinnern Sie sich an Romy Schneider?«
  Pat.: »Ja, ich erinnere *mich* an Romy Schneider.«

Reflexivpronomen im Dativ

- Ther.: »Sehen Sie sich manchmal alte Filme an?«
  Pat.: »Ja, ich <u>sehe</u> *mir* <u>alte Filme</u> an.«
- (Natürlicher, aber etwas schwieriger wegen der Umstellungen):
  »<u>Natürlich</u> sehe ich *mir* <u>alte Filme</u> an!«

> Da in den Fragesätzen sowohl für den Dativ (»Sehen Sie sich …?)« als auch für den Akkusativ (»Erinnern Sie sich …?«) das Pronomen »sich« vorkommt, besteht die Gefahr, dass die Therapeutin beim Entwerfen der Fragen Dativ und Akkusativ vermischt. Sie sollte sich vergewissern, dass die Fragen einer Serie immer Antworten in nur einem Kasus stimulieren.

Erst wenn die Patienten beide Formen relativ gut automatisiert haben, können sie »gemischte« Dialoge durchspielen, in denen sowohl Dativ wie Akkusativformen vorkommen, wie z. B. in der Serie

- Ther.: »Gibt es jemand, der Sie versteht?«
  Pat.: »Ja, <u>Anna</u> versteht mich.«
- Ther.: »Gibt es jemand, der Ihnen vertraut?«
  Pat.: »Ja, <u>Wolfgang</u> vertraut mir.«

In den meisten Fällen ist tatsächlich die Anzahl der notwendigen Strukturveränderungen in den Antworten entscheidend für den Schwierigkeitsgrad eines Dialogs. Aber es kommt nicht immer auf die Anzahl der Veränderungen an: Manchmal können kurze Antworten mit weniger Veränderungen schwieriger sein als andere mit der gleichen Struktur, z. B. aufgrund schwierigerer Pronomen:

Ther.: »Kennt ihr euch?«	ist schwieriger als	Ther.: »Kennst du sie?«
Pat.: »Ja, wir kennen *uns*.«		Pat.: »Ja, ich kenne *sie*.«

Ther.: »Anna und Jan melden sich.«	noch schwieriger
Pat.: »Meldet *ihr euch* auch?«	

4.3.2 Verben

Schon beim Grundprogramm wurde versucht, die für Aphasie typische Tendenz zum Gebrauch des Infinitivs zu verringern, weil es erfahrungsgemäß schwierig ist, später von automatisierten Infinitivformen aus die Sätze auszubauen. Die wenigen im Grundprogramm vorkommenden Verbflexionen waren bei den Satzerweiterungen (▶ Kap. 3) durch einige weitere Konjugationsübungen schon systematisch ergänzt worden.

Bei den Grammatik-Dialogen muss nun versucht werden, den Patienten die ganze umfangreiche Verbprogrammierung wieder zu ermöglichen. Neben der von der Bedeutung abhängigen Wortwahl muss fast gleichzeitig (parallel) eine ganze Reihe Programmierschritte durchgeführt werden: die Konjugation nach

- Person,
- Numerus,
- Tempus,
- grammatischer Modalität (= Indikativ, Konjunktiv).

Wie schwierig der Umgang mit Verben ist, zeigt ein typisches Problem, das sehr viele Patienten haben, wenn sie andere Grammatik-Dialoge schon relativ gut meistern: Sie haben beim Erzählen oft noch längere Zeit Schwierigkeiten, einfache Konjugationsformen zu automatisieren, wie z. B. Verben in der 1. und 3. Person Plural im Präsens und Perfekt.

Beispiel

- Ther.: »Fahren Sie wieder an die Ostsee?«
  Pat.: **»Ja, wir ist Sonntag in <u>Fischland</u>.«**
- Ther.: »Kommen Ihre Kinder mit?«
  Pat.: **»Nein, meine Kinder macht Urlaub in <u>Holland</u>.«**

Diese »einfachen« Konjugationsformen sollten von Zeit zu Zeit in Dialogen wieder aufgegriffen werden.

Eine andere Schwierigkeit: Manchmal stoßen Patienten in nicht vereinfachten Texten auf Verben, die aus zwei Teilen bestehen, wie z. B. in dem Satz »Als Robert wach wurde …«. Ein Verbteil trägt die grammatische Bedeutung (hier: »wurde«), ein anderer Teil die lexikalische Bedeutung (»wach«). Es ist sinnvoll, auf diese speziellen Verbformen hinzuweisen, sie zu erklären und in Dialogen von Zeit zu Zeit aufzunehmen, evtl. in Fragen wie z. B.

- Ther.: »Waren Sie noch auf dem Wasser, als es dunkel wurde?«
  Pat.: **»Nein, im <u>Hafen</u>.«**

Die folgenden unterschiedlichen Strukturen sollten jeweils in einzelnen Dialogen geübt werden, um allmählich eine Automatisierung zu bewirken.

Stimulierung des Präsens / Perfekts

Obwohl das Perfekt mehr Substitutionen als das Präsens und mindestens eine Einbettung erfordert, fällt den Patienten der Umstieg vom Präsens in das Perfekt manchmal leichter als Präsens-Antworten auf Fragen im Perfekt. Eine Ausnahme bilden Perfektformen mit dem Hilfsverb »sein«, die später eingeführt und länger geübt werden sollten.

Verben mit unregelmäßiger Konjugation

- Präsens → Perfekt
- Ther.: »Schreibt der Minister heute das Protokoll?«
  Pat.: **»Er <u>hat</u> es (schon) geschrieben.«**

- Perfekt → Präsens
- Ther.: »Ist Herr Steinmeier nach Minsk geflogen?« (morgen)
  Pat.: **»Er *fliegt* <u>morgen</u>.«**
  (Regelmäßige und unregelmäßige Verben sollten getrennt geübt werden.)

Perfekt mit dem Hilfsverb »sein«

- Präsens → Perfekt
- Ther.: »Rudert Leo heute?« (gestern)
  Pat.: **»Er *ist* <u>gestern</u> *gerudert*.«**

Das mit »sein« gebildete Perfekt fällt den Aphasiepatienten schwerer und muss deshalb häufiger geübt werden als die mit »haben« gebildeten Formen.

- Perfekt → Präsens
- Ther.: »Ist der Präsident gestern nach Chicago gefahren?« (nächste Woche)
  Pat.: **»Er fährt <u>nächste Woche</u>.«**

Präfixverben vs. Partikelverben

- **Präfixverben**
- Ther.: »Haben Sie den Fall untersucht?« (morgen)
  Pat.: **»Ich *untersuche* den Fall <u>morgen</u>.«**
- Ther.: »Haben Sie die Geschenke verteilt?«
  Pat.: **» Ich *verteile* die Geschenke <u>morgen</u>«**

- **Partikelverben**
- Ther.: »Haben Sie die Papiere vorbereitet?« (morgen)
  Pat.: **»Ich *bereite* sie <u>morgen</u> *vor*.«**
- Ther.: »Haben Sie das Paket ausgepackt?«
  Pat.: **»Ich *packe* es <u>morgen</u> *aus*.«**

- **Gemischte Dialoge**

Gemischte Dialoge sind auch möglich, sollten nur nicht zu früh begonnen werden:

- Ther.: »Haben Sie den Brief übersetzt?« (morgen)
  Pat.: **»Ich *übersetze* ihn <u>morgen</u>.«**
- Ther.: »Haben Sie die Blumen eingepflanzt?«
  Pat.: **»Ich *pflanze* sie <u>morgen</u> *ein*.«**

Stimulierung des Imperativs

- Ther.: »Soll ich warten?«
  Pat.: **»Ja, *warte* bitte!«** (auch hier sollte eine Serie in der du-Form entwickelt werden)
  »Ja, *warten* Sie bitte« (später eine Serie in der Höflichkeitsform)

- **Imperativ → Perfekt**
- Ther.: »Sagen Sie bitte den Termin ab.«
  Pat.: **»Ich *<u>habe</u>* den Termin *<u>abgesagt</u>*.«**

Die Höflichkeitsform fällt den Aphasikern erfahrungsgemäß schwerer; es ist sinnvoll, sie bei der Arbeit mit Texten allmählich einzuführen (z. B. beim »Chatten« – s. ▶ Abschn. 5.4.1) und sie in Grammatik-Dialogen erst spät zu üben.

Stimulierung von Modalverben (will / muss / kann / darf etc.)

- Ther.: »Warum haben Sie den Brief nicht geschrieben?«
  Pat.: **»Ich *<u>möchte</u>* den Brief nicht schreiben!«**

Beim Gebrauch der Modalverben fällt es Aphasiepatienten schwer, das Verb am Satzende in den Infinitiv zu setzen; dieses Satzmuster sollte häufig geübt werden.

Der Umstieg vom Perfekt ins Präsens muss erfahrungsgemäß immer wieder geübt werden, besonders bei unregelmäßigen Formen.

Stimulierung des Passivs

- **Ohne Nennung des Handlungsträgers (Agens)**
- Ther.: »Woher kommt der Krach im Garten?«
  (Rasen mähen)
  Pat.: »Der _Rasen_ _wird gemäht._«

- **Mit Nennung des Handlungsträgers**
- Ther.: »Haben Sie etwas über die ICE-Züge gehört?
  (Bahn; reparieren)
  Pat.: »Die _Züge_ _werden_ von der Bahn _repariert._«

- **Mit Modalverb**
- Ther.: »Ist alles für das Festessen fertig?«
  (Silber putzen)
  Pat.: »Das _Silber_ _muss_ (noch) _geputzt werden._«

Diese Struktur macht Aphasiepatienten große Schwierigkeiten und sollte erst sehr spät geübt werden.

Stimulierung des Präteritums

Da in der mündlichen Sprache das Präteritum häufig durch das Perfekt ersetzt wird, fallen diese Formen den Aphasikern im Allgemeinen schwer. Patienten, die nicht mehr schwer betroffen sind, sollten es dennoch üben, da es ihnen beim Lesen in vielen Texten begegnet.

Beispiel

Herr F., der während der Grundprogramm-Übungen schon häufig Zeitung »gelesen« hat und inzwischen mit Satzerweiterungen und kleinen vereinfachten Geschichten umgehen kann, zeigte auf die Schlagzeile »Berlin: Obama kam wie ein Präsident«. Das Wort »kam« sagte ihm nichts, während ihm die Umwandlung ins Präsens sofort verständlich war.

Das Präteritum wird in schriftlichen Erzählungen und Berichten gebraucht; in der mündlichen Sprache benutzt man es z. B., um ein abgeschlossenes Geschehen in der Vergangenheit zu beschreiben oder zwei Tätigkeiten oder Ereignisse im zeitlichen Verhältnis zueinander darzustellen.

- **Abgeschlossenes Geschehen in der Vergangenheit**
- Ther.: »Heute scheint die Sonne lange.« (gestern auch)
  Pat.: »_Gestern_ _schien_ sie _auch._«

- **Zwei Geschehnisse, die einer bestimmten Zeit in der Vergangenheit zugeordnet werden**
  (»immer wenn« → »als«)
- Ther.: »Immer wenn es regnet, nehme ich die S-Bahn, Sie auch?« (gestern)
  Pat.: »Ja, als es gestern _regnete_, _nahm_ ich die S-Bahn.«

Stimulierung des Verbwechsels: setzen / stellen / legen (Wortfindung / Unterschied Aktion – Zustand)

- Ther.: »Ich habe das Auto vor das Haus gestellt.«
  Pat: »Das Auto _steht_ nicht vor dem Haus.«

4.3.3 Adjektive

Die Schwierigkeiten im Umgang mit Adjektiven variieren stark: Bei prädikativen Adjektiven spielt nur die Wortfindung eine Rolle, erst bei der Steigerung müssen grammatische Systeme aktiviert werden. Attributive Adjektive erfordern dagegen viele grammatische Programmierschritte unterschiedlicher Komplexität.

Prädikative Adjektive

- **Mit betonter Gradpartikel**
- Ther.: »Ist der Moderator witzig?«
  Pat.: »_Sehr_ witzig!«

Da der Patient auf alle Fragen nur mit »sehr« und dem entsprechenden Adjektiv antwortet, kann dieser Dialog evtl. schon als Ergänzung zum Grundprogramm benutzt werden. Aber dann sollten sich die Fragen auf interessante **Bilder** beziehen, weil Fragen ohne Bildunterstützung wenig stimulieren und sehr viel an verbalem Gedächtnis verlangen.

Eine typische Reaktion bei der Einführung dieses Dialogs: Auf die erste Frage antwortet der Patient richtig »sehr witzig!« Auf die nächste Frage: »Ist Ihr Kollege tüchtig?«, antwortet er wieder »sehr witzig«.

- **Variationen**

Durch veränderte Gradpartikel wie »etwas«, ziemlich«, »ganz« etc. und anspruchsvollere Adjektive wie »romantisch« / »berühmt« / »pedantisch« etc. werden die Dialoge interessanter.

Wie bei allen Dialogen können auch hier die Fragen spielerisch variiert werden, z. B.:

- Ther.: »Denken Sie an einen Schauspieler. Ich möchte raten. Ist er dick?«
  Pat.: »**Sehr dick!**«
  Ther.: »Otfried Fischer?«
  Pat.: »**Ja!**«

Attributive Adjektive

- **Im Nominativ Singular mit bestimmtem Artikel**
- Ther.: »Die Assistentin ist jung.« (braucht mehr Erfahrung)
  Pat.: »Ja, die *junge* Assistentin braucht mehr Erfahrung.«

- **Im Nominativ Singular mit unbestimmtem Artikel**
- Ther.: »Ich suche einen Roman, der spannend ist.«
  Pat.: »Hier ist ein *spannender* Roman.«
- Ther.: »Ich suche eine Bluse, die dünn ist.«
  Pat.: »Hier ist eine *dünne* Bluse.«

- **Im Nominativ Plural mit unbestimmtem Artikel**
- Ther.: »Am Wasser steht ein neues Haus.« (viele)
  Pat.: »Am Wasser stehen viele *neue* Häuser.«

- **Im Nominativ Plural mit bestimmtem Artikel**
- Ther.: »Auf der Insel gibt es **billige** Hotels.« (keinen Meeresblick haben)
  Pat.: »Ja, aber die *billigen* haben **keinen Meeresblick**.«

- **Im Akkusativ Singular mit bestimmtem Artikel**
- Ther.: »Boris renoviert sein Haus. Das Haus ist alt.«
  Pat.: »Ach, Boris renoviert das *alte* Haus?«

- **Im Akkusativ Singular mit unbestimmtem Artikel**
- Ther. »Möchten Sie ein helles Bier?«
  Pat.: »Ja, ein *helles* Bier bitte.«
- Ther.: »Ein heißer Kaffee wäre jetzt gut.«
  Pat.: »Ich möchte auch einen *heißen* Kaffee.«

- **Im Akkusativ Singular mit Possessivpronomen**
- Ther.: » Der Tierarzt verkauft seine Praxis.« (groß)
  Pat.: »Ach, der Tierarzt verkauft seine *große* Praxis?«
- Ther.: »Der Minister entlässt seinen Staatssekretär.« (tüchtig)
  Pat.: »Ach, der Minister entlässt seinen *tüchtigen* Staatssekretär?«

- **Im Akkusativ Plural**
- Ther.: »Hanna hat einen bunten Vogel fotografiert.« (viele)
  Pat.: »Emma hat *viele bunte* Vögel fotografiert.«

- **Im Akkusativ Singular mit bestimmtem Artikel**
- Ther.: »Der Prozess ist schwierig.« (Zeitung, berichten über)
  Pat.: »Ja, die Zeitung hat über den *schwierigen* Prozess berichtet.«
- Ther.: »Das Fußballspiel war aufregend.«
  Pat.: »Ja, die Zeitung hat über *das aufregende* Fußballspiel berichtet.«

- **Im Dativ mit bestimmtem Artikel**
- Ther.: »Heiraten Eva und Robert im Dom?« (Marienkirche, renoviert)
  Pat.: »Nein, sie heiraten in der *renovierten* Marienkirche.«
  (Dialoge dieser Art mit mehreren Namen und anspruchsvollen Adjektiven erfordern neben relativ flüssigem Ersetzen der Namen durch Personalpronomen auch viel Einsatz durch das verbale Gedächtnis. Sie können für weniger fortgeschrittene Patienten durch Beibehaltung der Namen und gängigere Adjektive vereinfacht werden.)

- **Im Dativ mit unbestimmtem Artikel**
- Ther.: »Ist das Auto groß, mit dem Sie in Urlaub fahren?«
  Pat.: »Ja, wir fahren mit einem *großen* Auto in Urlaub.«

- **Im Genitiv**
- Ther.: »Der junge Politiker hat einen großen Wahlsieg errungen.«
  Pat.: »Ja, der Wahlsieg *des jungen* Politikers ist bekannt.«

Steigerung der Adjektive
Prädikative Adjektive

- **Komparativ, regelmäßig**
  (schön / hell / heiß / frisch / dick etc.)
- Ther.: »In Hamburg war das Wetter schön«
  Pat.: »In Rom war das Wetter *schöner*.«

Die Komparativformen mit Umlaut sollten ebenso wie die unregelmäßigen Formen speziell geübt werden:
- Ther : »Lenas Haus ist groß.«
  Pat.: »Toms Haus ist *größer*.«

- **Komparativ, unregelmäßig**
  (hoch / höher; gut / besser; viel / mehr)
- Ther.: »Der Fernsehturm in Hamburg ist hoch.« (Peking)
  Pat.: »Der Fernsehturm in Peking ist *höher*.«

Attributive Adjektive

- **Komparativ, Akkusativ Plural**
- Ther.: »Die Amerikaner zahlen hohe Benzinpreise.« (wir: höher)
  Pat.: »Wir zahlen *höhere* Benzinpreise.«

- **Komparativ, Plural mit bestimmtem Artikel**
- Ther.: »Wir haben zwei Sorten Kirschen: Die hellen sind nicht sehr süß, die dunklen sind süßer.«
  Pat.: »Ich möchte die *süßeren*.«

4.3.4 Präpositionen

Schwer und mittelschwer betroffene Patienten können im Allgemeinen kaum Präpositionen abrufen. Möglich scheinen allenfalls »in« + Städte- oder Ländername, »an« + Ortsbezeichnungen und »mit« + Instrument/Werkzeug oder Name einer Person oder eines Tieres. Selbst Patienten mit gebesserter Aphasie verwechseln häufig Präpositionen, nicht nur solche, die sich aufgrund ihrer Lautmuster sehr ähneln wie »auf« / »aus« oder »von« / »vor«, sondern auch alle anderen.

Erklären lassen sich die Schwierigkeiten im Umgang mit Präpositionen aus zwei Gründen:
1. Präpositionen sind fast immer unbetont, was die Wortfindung erschwert.
2. Sie erfordern für die nachfolgenden Wortgruppen mehrere Programmierschritte, um die Flexionsendungen zu produzieren.

Besondere Schwierigkeiten machen die sog. Wechselpräpositionen (z. B. »in«, »an« etc.), da sie zwei Kasus regieren: den Akkusativ bei Ort- oder Lageveränderung, d. h., nach den Verben der Bewegung, den Dativ bei statischer Lage.

Beim MODAK-Vorgehen werden nur wenige Präpositionen in Satzerweiterungen und grammatischen Dialogen speziell geübt; die meisten Präpositionen werden beim Satzlegen (s. »Arbeit mit Texten«, ▶ Abschn. 5.5) eingeführt, sodass die Patienten sie allmählich auf natürliche Weise in ihr sprachliches Repertoire aufnehmen können.

in (Wechselpräposition)

- **in + Akkusativ:**
  Ther.: »Geht Frau Merkel ins Fitnessstudio?« (Kanzleramt)
  Pat.: »Nein, *ins* Kanzleramt.«

- **in + Dativ:**
  Ther.: »Arbeitet Professor Bauer im Haus?« (Universität)
  Pat.: »Nein, *in der* Universität.«

an (Wechselpräposition)

- **an + Akkusativ:**
  Ther.: »Wohin fahren Sie im Sommer?« (See)
  Pat.: »An *die* See.

- **an + Dativ:**
  Ther.: »An welchem Tag gehen Sie zum Schwimmen?«
  Pat.: »*Am* Mittwoch.«

Die beiden Dialogsequenzen mit »in« und mit »an« sollten zunächst einzeln im jeweiligen Kasus mit mindestens 10 Dialogen durchgespielt werden; später sind gemischte Dialoge im Akkusativ und Dativ sinnvoll.

mit (verlangt immer den Dativ)

- **mit + bestimmter Artikel**
- Ther.: »Kommt Ihr Sohn mit dem Auto?«
  Pat.: »Nein, mit *dem* Zug.«

- **mit + unbestimmter Artikel**
- Ther.: »Möchten Sie mit einem Politiker essen gehen?« (Schauspieler)
  Pat.: »Nein, mit *einem* Schauspieler.«

Auch hier wieder zunächst mindestens 10 Dialoge mit entweder bestimmtem oder unbestimmtem Artikel, später Dialoge mit gemischten Artikeln bzw. mit Pronomen (s. auch Beispiel in ▶ Abschn. 4.2.2, ◘ Abb. 4.1).

4.4 Dialoge zu Satzstrukturen

Alle Dialoge zu Satzstrukturen brauchen über einen längeren Zeitraum viele Wiederholungen, auch mit anderen Inhalten.

4.4.1 Dass-Sätze (direkt → indirekt)

Diese Dialogübungen (◘ Abb. 4.2) sind wenig komplex und entsprechen im Niveau den Satzerweiterungen. Aber da sie nicht mit Bildunterstützung durchgespielt werden, erfordern sie mehr an verbalem Gedächtnis. Die Ansprüche an die Programmierung steigern sich schrittweise. Die Therapeutin übernimmt die männliche und weibliche Rolle.

4.4.2 Kausalsätze (weil)

- Ther.: »Warum hat Tom die Feuerwehr angerufen?« (Gas riechen)
  Pat.: »Weil er Gas gerochen hat.«

4.4.3 Finalsätze (um + Infinitiv)

- Ther.: »Warum geht Bill Gates zur Sparkasse?« (Kredit beantragen)
  Pat.: »Um einen Kredit zu beantragen.«

4.4.4 Konditionalsätze (wenn)

— Ther.: »Kommt Hanna zum Treffen?«
  Pat.: »**Ja, wenn sie Zeit hat.**«

Hier sollten zunächst beim Üben in den Dialogen die Fragen so gestellt werden, dass die Antworten entweder alle mit »wenn **ich** …« oder mit »wenn **er / sie** / …« beginnen.

4.4.5 Relativsätze (-, der … / -, die … / -, das …)

— Ther.: »Im Zug **saß ein Mann** neben Hans. Er hat bei der Olympiade mitgemacht.«
  Pat.: »**Der Mann, *der* neben Hans saß, hat bei der Olympiade mitgemacht?**«

4.4.6 Zeitenfolge

Die Reihenfolge der Aussagen entspricht dem zeitlichen Ablauf in der Realität:

— Ther.: »Was machte Peter, nachdem er das Auto gewaschen hatte?« (ins Kino gehen)
  Pat.: »***Nachdem* Peter das Auto gewaschen hatte, ging er ins Kino.**«

Diese Reihenfolge gelingt den Aphasiepatienten wesentlich besser als die folgende, bei der die Reihenfolge nicht dem Ablauf in der Realität entspricht:

— Ther.: »Wollen Sie sofort in die Stadt fahren?« (Kaffee trinken)
  Pat.: »***Bevor* ich in die Stadt fahre, *möchte* ich Kaffee trinken.**«

Diese schwierigere Satzstruktur sollte erst später und länger geübt werden.

Alle vorgeschlagenen Grammatik-Dialoge sollten nie eine ganze Therapiesitzung füllen, sondern immer durch andere, weniger anstrengende Therapiekomponenten ergänzt werden. Die Dialoge sollten immer den Charakter eines Gesprächs behalten, Fehler müssen nicht in jedem Fall verbessert werden.

➢ dass + SV

Ther.: »Das Wasser kocht.«
Pat.: »**Andreas sagt, dass das Wasser kocht.**«

➢ dass + SV (Substitution von Personalpron. und gramm. Morphem):

Andreas: »Ich komm**e.**«

Andreas sagt, dass er kommt.

Susanne: »Ich fahre.«

Susanne sagt, dass sie fährt.

➢ dass + SOV (Subst. von Personalpron. und gramm. Morphem + Einbettung)

Andreas: »Ich gieße die Blumen:«

Andreas sagt, dass er die Blumen gießt.

Susanne: »Ich spiele Tennis.«

Susanne sagt, dass sie Tennis spielt.

➢ dass + SOV (Subst. von Personalpron., gramm. Morph., Possessivpron.+ Einb.

Andreas sagt: „Ich suche meinen Schlüssel«

Andreas sagt, dass er seinen Schlüssel sucht.

Susanne sagt: »Ich suche meinen Hund.«

Susanne sagt, dass sie ihren Hund sucht.

➢ dass + SOV (Subst. v. Personalpron, 2 gramm. Morph., Possessivpron.+ Einb.

Andreas sagt: »Ich habe meinen Schirm vergessen.«

Andreas sagt, **dass er seinen Schirm vergessen hat.**

➢ Susanne: »Ich habe meinen Bruder angerufen.«

Susanne sagt, **dass sie ihren Bruder angerufen hat.**

◻ **Abb. 4.2** Schwierigkeitshierarchie bei dass-Sätzen: Der Schwierigkeitsgrad steigt mit der Anzahl der Strukturveränderungen

4.5   Fazit

Viele Aphasiepatienten geraten in Gefahr, angesichts der grammatischen Strukturen und der enormen Langsamkeit, mit der sie sich automatisieren lassen, zu resignieren. Es ist wichtig, diesen Patienten immer wieder zu erklären, dass auch ein Virtuose zahllose Übungsstunden voller Fehler durchstehen musste, bis er seine Meisterschaft erreichte – mit anderen Worten: dass es unmöglich ist, in Übungen alles richtig zu machen. Dazu gehört auch, sich selbst Fehler zu erlauben, trotz der Fehler weiterzumachen und sich allmählich dabei zu entspannen. Beim Üben werden weite Hirnbereiche durchblutet, zahllose Prozesse aktiviert, weitverzweigte Netzwerke koordiniert. All dies führt zu Fortschritten – ohne dass es dem Übenden bewusst wird, quasi von selbst.

Texte: Jonglieren mit Worten, Strukturen und Textmengen

Luise Lutz

L. Lutz, *MODAK – Modalitätenaktivierung in der Aphasietherapie*,
DOI 10.1007/978-3-662-48207-0_5, © Springer-Verlag Berlin Heidelberg 2016

5

> Im Rückblick kommt es mir vor, als sei ich für längere
> Zeit »weg gewesen«, im Gefängnis zum Beispiel oder
> im Krieg, und trauriger und vielleicht ein bisschen
> weiser zurückgekehrt.
> (Robert McCrumb, ein englischer Patient, über sein
> Leben nach dem Schlaganfall)

5.1   Die Welt in den Kopf zurückholen

Aphasiepatienten haben mit der Sprache ihre ganze frühere Welt verloren. Sie kommen zu uns, weil sie hoffen, dass sie durch das Üben von Wörtern und Sätzen diese verlorene Welt wiederfinden können. Solche Übungen sind zwar nötig, aber sie genügen nicht: Während wir aufwuchsen, haben wir unbemerkt ein umfangreiches Kommunikationsrepertoire entwickelt, das uns mit unseren Gesprächspartnern und der Welt verbindet: das Jonglieren mit Inhalten, das Wahrnehmen von Stimmklängen und Betonungen; das Frage-und-Antwort-Spiel, die zwischen den Worten versteckten Botschaften … Es gibt zahllose Kommunikationsreaktionen, die von unterschiedlichen Bereichen des Gehirns fast gleichzeitig gesteuert werden. Sie sind für uns selbstverständliche Gewohnheiten, aber bei Aphasie stehen sie nicht mehr selbstverständlich zur Verfügung.

Alle Aphasiepatienten wünschen sich, was Robert McCrumb so deutlich ausdrückt: den Kontakt mit der Welt, das »Mitspielen« im Leben. Wie wir alle möchten sie nicht nur **wissen**, was in der Welt geschieht, sondern sich auch darüber **austauschen**. Um das zu können, möchten sie darüber **lesen**, möchten **verstehen**, wie darüber diskutiert wird, und möchten sich Wichtiges **notieren** – kurz, sie möchten alles machen, was sie mit der Welt und anderen Menschen verbindet.

Dieser Kontakt zur Welt ist ein zentrales Thema des MODAK-Konzepts. Wir üben früh, oft schon nach wenigen Therapiesitzungen, parallel zum Grundprogramm, die verschiedensten Arten des Umgangs mit mündlichen und schriftlichen Informationen: Wir arbeiten mit Texten aus Zeitungen und Zeitschriften über Politik, Wirtschaft, Kultur und Sport, mit Fotoreportagen über entfernte Länder oder technische Erfindungen, mit Bildbänden über Kunst, mit Dokumentationen über berühmte Entdecker oder mit vereinfachten Berichten aus dem Internet über aktuelle oder historische Ereignisse – so, wie es den individuellen Interessen und sprachlichen Fähigkeiten der Patienten entspricht.

Aphasiepatienten können mit Hilfe ihres **Weltwissens**, ihrer **Lebenserfahrung** und ihrer **Denkfähigkeit** meistens verstehen, worum es in solchen Texten geht, d. h., sie hören oder lesen (evtl. ganzheitlich) bestimmte **Schlüsselwörter** oder **Wortkombinationen** und **aktivieren** dabei die rich-

tige Diskurswelt mit ihren politischen, wirtschaftlichen und kulturellen Hintergründen. Wenn wir schwer betroffenen Patienten helfen, mit Schlüsselwörtern umzugehen, die einen **weiten Bedeutungshintergrund** haben und interessante Diskurswelten öffnen, aktivieren wir diese Patienten (und damit ihre Sprachprozesse) stärker als mit sog. »Alltagswörtern« wie »Tisch« oder »Hemd«. Dabei müssen die **sprachlichen Strukturen (Wörter / Sätze)** den **sprachlichen Möglichkeiten der Patienten entsprechen**, d. h., sie müssen **einfach sein** und möglichst **durch Bilder unterstützt** werden. Aber die **Themen / Inhalte können so komplex sein, wie die Welt ist.**

Der Umgang mit Texten findet nicht nur in Dialogen statt. Alle Patienten gewöhnen sich relativ früh daran, selbstständig und mit wenigen Worten mündlich und schriftlich ihre Meinung über Nachrichten zu äußern, Bilder zu beschreiben und gehörte oder gelesene Berichte und Geschichten wiederzugeben. Dabei kommt es mehr auf den Inhalt an als auf die Korrektheit ihrer mündlichen und schriftlichen Äußerungen. Wenn wir verstehen, was ein Patient uns sagen will, ist es nicht nötig, zu verbessern: Die Patienten sollen erfahren, dass es möglich ist, sich auch mit unvollkommener Sprache über interessante Themen zu unterhalten. Wir möchten ihnen Mut machen, sich trotz der Aphasie über alles in der Welt zu äußern. (Sie wissen nicht, dass wir uns gleichzeitig ihre sprachlichen Probleme genau notieren, um sie nach und nach in kommenden Therapiesitzungen in Angriff zu nehmen.)

5.2   Textarbeit auf der Wortebene

5.2.1   Vom Bild-Wahrnehmen zum Wortlegen

Die Übungen in ▶ Abschn. 5.2.1 und ▶ Abschn. 5.2.2 eignen sich für Patienten, die – in der Anfangsstufe des Grundprogramms – **weder lesen noch schreiben** können.

Schon nach wenigen Therapiesitzungen mit einem schwer betroffenen Patienten bietet ihm die Therapeutin im Anschluss an Übungen mit dem Grundprogramm eine Zeitung an. Sie bittet ihn, ihr zu zeigen, was ihn interessiert. Jede Tageszeitung eignet sich für diese Übungen, wenn ihre Texte durch genügend Fotos illustriert sind. Während Patient und Therapeutin gemeinsam in die Zeitung blicken und die Seiten langsam umblättern, achtet die Therapeutin darauf, welche Bilder der Patient besonders aufmerksam ansieht – Politik? Wirtschaft? Stadtnachrichten? Kultur? Sport?

Vielleicht bleibt sein Blick an einem Foto von Frau Merkel haften: Die Therapeutin sagt: »Ja, Frau Merkel«, legt die Buchstaben /M/e/r/k/e/l/ vermischt auf den Tisch und gibt – wie beim Grundprogramm – den Anfangsbuchstaben vor. Sie bittet den Patienten, das Wort »Merkel« zu

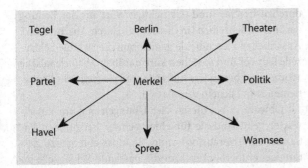

◘ Abb. 5.1 Wörter zum Thema »Merkel«

legen und lässt ihm Zeit dabei, während sie es mehrmals ausspricht. Wenn er es nicht kann, hilft sie ihm mit dem Hinweis auf »Teamwork«. Danach nimmt sie den betonten Vokal weg und bittet den Patienten, das Wort abzuschreiben und dabei den Vokal selbstständig einzusetzen. Wie beim Grundprogramm sollte der Patient danach das Wort selbstständig oder im »Teamwork« gemeinsam mit der Therapeutin schreiben. Anschließend sprechen Patient und Therapeutin über den Sachverhalt, der in der Schlagzeile ausgedrückt wird. Je nach der zur Verfügung stehenden Zeit kann die Therapeutin dem Patienten noch ein Wort oder mehrere Wörter anbieten, die zur Diskurswelt »Merkel« gehören und die seinem sprachlichen Können entsprechen, vielleicht »Berlin« oder »Politik« (◘ Abb. 5.1).

Bei diesem Vorgehen geht es nur darum, dass der Patient zu einem Bild, das er erkennt, das dazu passende Wort aus Buchstaben zusammenlegt und dann die nächsten beiden schriftlichen Schritte durchführt, die ihm aus dem Grundprogramm bekannt sind. Neu ist für ihn nur, dass es um aktuelle Inhalte geht, die ihn in Kontakt mit Personen, Orten oder Ereignissen in der Welt bringen.

Die Erfahrung hat gezeigt, dass für viele Themen leicht lesbare Wörter mit gut vorstellbarem Bedeutungshintergrund gefunden werden können. Zu einem Köln-Foto wären es vielleicht die Wörter »Dom« oder »Rhein«, zu einem Bahnhofsfoto vielleicht »Bahn«, »Koffer« (evtl. auch »Streik«?).

5.2.2 Vom Wahrnehmen eines geschriebenen Wortes zum Wortlegen

Die Therapeutin hat ein Substantiv, das für den Patienten eine genügend große Bedeutung hat, für einen Hamburger z. B. das Wort »Hamburg«, und das **am Ende einer Schlagzeile** steht, auf eine kleine Karteikarte geschrieben, die sie dem Patienten anbietet. Sie zeigt auf die verschiedenen Schlagzeilen der Zeitungsseite und bittet ihn, das Wort, das sie ihm vorliest, zu suchen. Während er die verschiedenen Schlagzeilen genau ansieht und dabei immer wieder die

Karte überprüft, spricht sie »Hamburg« mehrmals aus. Wenn der Patient das Wort gefunden hat, führt sie mit ihm die üblichen drei schriftlichen Schritte durch, evtl. mit weiteren Wörtern wie »Elbe«, »Hafen« oder »Schiff« etc.

Bei diesem Vorgehen geht es noch nicht um das »Lesen«, sondern nur um das **Wahrnehmen** des Wortes und das **Suchen** und **Finden** in der Zeitungsschlagzeile: Das Suchen aktiviert den Patienten, und das **Finden** gibt ihm das **positive Gefühl** einer gelösten Aufgabe. Kandel (2014, S. 445) verweist auf Untersuchungen, die festgestellt haben, dass »die orbitofrontale Region des präfrontalen Cortex … durch **Belohnung aktiviert** wird«, eine Region, die vermutlich das »wichtigste Hirnareal für die Repräsentation von freudiger Erregung ist … Überdies verstärkt sich die Reaktion dieses Areals bei der Wahrnehmung eines Lächelns«.

Was der Patient nicht bemerkt: Beim aufmerksamen Blick über die Schlagzeilen hemmt er alle Wörter, die nicht dem gesuchten Wort entsprechen, während gleichzeitig sein verbales Gedächtnis trainiert wird, damit er dieses Wort nicht wieder »verliert«.

5.2.3 Vom gehörten Wort zum Wortlegen

In ▶ Abschn. 5.2.3 und ▶ Abschn. 0 wird das **Lesesinnverständnis** für Einzelwörter trainiert.

Wenn die Therapeutin weiß, dass ein Patient fähig ist, sich für ein **gehörtes** Wort das Schriftbild vorzustellen, zeigt sie z. B. auf die verschiedenen Schlagzeilen einer Sportseite (falls sich der Patient für Sport interessiert) und sagt: »Suchen Sie bitte ‚Torwart'«. Anschließend das gleiche Vorgehen wie oben beschrieben.

Diese Aufgabe ist um Vieles anspruchsvoller als die vorhergehenden: Während beim Suchen wieder alle nicht passenden Wörter gehemmt werden müssen, bedeutet die synchrone Arbeit der auditiven und visuellen Netzwerke eine Verstärkung ihrer Aktivierung (s. Hebbsche Regel, ▶ Abschn. 2.3.4); gleichzeitig dürfte der **Belohnungseffekt** beim Finden (Lesen) des gesuchten Wortes wieder stark sein.

Beispiel

Herr U., ein Physiker, konnte in Texten nur mit Mühe Schlüsselwörter entziffern. Trotzdem vertiefte er sich mit großem Interesse in Artikel über technische und naturwissenschaftliche Probleme und erklärte sie in mühsam hervorgebrachten Einzelwörtern, unterstützt durch Zeichnungen (◘ Abb. 5.2) und Gestik. Als in der Therapie das Gespräch anhand eines PM-Artikels auf neue Flugzeugtypen kam, sagte er, während er eine steile Linie nach oben zeichnete, »ein mach, zwei mach!« Die Therapeutin sagte: »Von Einmachen verstehe ich ja ein bisschen, aber was hat das

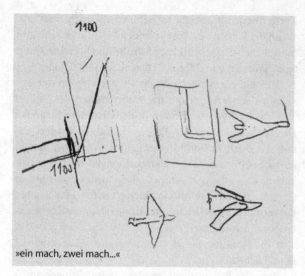

»ein mach, zwei mach...«

◧ **Abb. 5.2** Herr U. erinnert sich an die »Mach-Zahl«

mit Flugzeugen zu tun?« Herr U. wiederholte ungeduldig: »ein mach, zwei mach!« Die Therapeutin nahm, wie so oft, das Lexikon zu Hilfe und fand heraus, dass der Physiker Mach Anfang des 20. Jahrhunderts eine Formel entwickelt hatte, die als sog. »Mach-Zahl« die Fluggeschwindigkeit schnell fliegender Flugzeuge angibt.

5.2.4 Ein falsches Wort erkennen und verbessern

Nachdem die Therapeutin in einer Reihe von Therapiesitzungen die Arbeit mit Zeitungen auf diese Weise eingeführt hat, könnte sie Patienten, die inzwischen eine gewisse Lesefähigkeit wiedergewonnen haben, eine weitere Übung anbieten:

Vor der Therapiesitzung hat sie am Ende von Schlagzeilen ein Substantiv durch ein falsches Wort ersetzt, ein Substantiv, das sich deutlich vom richtigen Wort unterscheiden sollte und nicht zum Satzinhalt passt.

Beispiel

Zeitung	Blatt der Therapeutin:
Finanzinvestoren stecken Riesensummen in deutsche Firmen	Finanzinvestoren stecken Riesensummen in deutsche Brötchen

Auf dem Blatt der Therapeutin ist nur die erste veränderte Schlagzeile sichtbar, die anderen Sätze hat die Therapeutin verdeckt, damit der Patient immer nur einen Satz zur Zeit ansieht. Damit er die entsprechende Zeitungsschlagzeile findet, müssen die Anfangsworte beider Schlagzeilen völlig gleich sein. Wenn er die richtige Schlagzeile gefunden hat, bittet die Therapeutin ihn, das falsche Wort auf ihrem Blatt

durchzustreichen und das richtige Wort aus der Zeitung darüber zu schreiben (in diesem Fall durch Abschreiben). Anschließend lesen beide gemeinsam die richtige Schlagzeile laut vor und sprechen kurz darüber. Absurde falsche Wörter sind besonders hilfreich, weil sie vielleicht die Patienten zum Lächeln veranlassen.

Obwohl es bei diesen vier Übungen nur um Einzelwörter geht, sind sie für einen schwer betroffenen Patienten eine Herausforderung: Er muss eine ganze Zeitungsseite überblicken, um die passende Schlagzeile zu finden. Dabei muss er die Wörter aller nicht passenden Schlagzeilen, die er auf dem Zeitungsblatt sieht, hemmen. Anschließend muss er entweder das richtige Wort Buchstabe für Buchstabe legen, abschreiben und möglichst selbstständig schreiben, oder – beim vierten Schritt – das richtige Wort von der Zeitungsseite Buchstabe für Buchstabe auf das Blatt der Therapeutin übertragen, eine Arbeit, bei der wieder das verbale Gedächtnis stark beansprucht wird.

Diese Übungen finden zwar auf der Wortebene statt, trotzdem geht der Patient dabei (rezeptiv) mit vollständigen Sätzen um – eine Vorbereitung für Übungen auf der Satz- und Textebene.

Jede dieser Übungen wird mit immer wechselnden Wörtern eine Zeitlang durchgeführt; der nächste Therapieschritt sollte nicht zu früh einsetzen.

Die aktivierende Wirkung des Suchens und die positive Wirkung des **Findens** (Belohnung!) kann nicht hoch genug eingeschätzt werden – Patienten lieben diese Übungen.

5.3 Textarbeit auf der Satzebene

5.3.1 Inhalte von Schlagzeilen angeben

Geübt wird das **Lesesinnverständnis für einfache Aussagesätze**.

Vor der Therapiesitzung hat die Therapeutin eine Reihe von Sätzen vorbereitet. Diesmal hat sie keine Einzelwörter verändert, sondern den Inhalt einer Zeitungsschlagzeile in **zwei anderen Wörtern** ausgedrückt – das eine Wort gibt den richtigen Inhalt wieder, das andere das Gegenteil (◧ Abb. 5.3). Die Ansprüche an die sprachlichen Fähigkeiten sind hier gegenüber den vorigen Übungen gestiegen: Die Patienten müssen den Inhalt der Schlagzeile genau verstehen und unter zwei gegenteiligen Wörtern dasjenige aussuchen, das diesem Inhalt entspricht.

Die Therapeutin bietet dem Patienten eine Zeitungsseite und ihre vorbereiteten Sätze an. Sie bittet ihn, den ersten ihrer Sätze zu lesen und dann auf der Zeitungsseite die entsprechende Schlagzeile zu suchen. Danach soll er feststellen, welches der beiden von ihr geschriebenen Wörter nicht passt, und es durchstreichen. Nachdem der

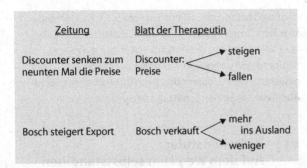

Abb. 5.3 Es kommt auf den Inhalt der Schlagzeile an

Patient das richtige Wort gefunden und das falsche durchgestrichen hat, liest er (oder, falls er noch nicht vorlesen kann, die Therapeutin) die Schlagzeile vor, und sie bespricht mit ihm, warum das gegenteilige Wort nicht passt.

> Die von der Therapeutin geschriebenen Sätze müssen das gleiche Anfangswort haben wie die entsprechenden Zeitungsschlagzeilen, damit der Patient die richtige Schlagzeile in der Zeitung findet. Bei den gegenteiligen Wörtern sollte es sich um Substantive, Verben oder Adjektive handeln, aber nicht um Funktionswörter.

Es ist immer wieder überraschend, wie viele der noch relativ schwer betroffenen Patienten diese Übung fast fehlerlos durchführen. Die Schlüsselwort-Strategie, die wir alle beim Lesen benutzen, scheint dabei eine Rolle zu spielen. Da diese Übungen immer um Themen kreisen, die die Aphasiker interessieren, bieten sie eine gute Gelegenheit, das allgemeine Lesesinnverständnis und das laute Lesen auf attraktive Weise zu fördern. (Im obigen Fall zog der Patient die Wirtschaftsseite allen anderen Seiten vor).

Auch diese Übungen stärken das Selbstvertrauen (Belohnungsareal!), weil die Patienten in einem Bereich üben, der sie interessiert.

5.3.2 Stärkung der Synchronie: Satzlegen

Geübt wird die selbständige **Produktion von Sätzen mit der Struktur S-V-O-präpErg.**

Der Weg von einem ausreichenden Lesesinnverständnis bis zur Fähigkeit, Sätze mit einer korrekten Struktur selbstständig zu produzieren, kann lang sein. Dabei kann eine Übung helfen, die häufig mit den unterschiedlichsten Materialien durchgeführt werden kann, und die – trotz des immer wiederholten Vorgehens – nie langweilig wird.

Bei der Therapievorbereitung hat die Therapeutin aus einer Zeitung oder Zeitschrift einen bebilderten Artikel oder eine Fotoreportage zu einem Thema ausgesucht, das den Patienten interessiert, und hat sich zu diesem Text

einige S-V-O-Sätze mit präpositionalen Ergänzungen (präpErg) notiert:

- (zu dem Fotoband *Die Erde von oben* – Jangtse-Damm): die Chinesen – bauen – einen Damm – am – Fluss
- (zu einem »Stern«-Artikel über eine Entführung): die Geiseln – fotografieren – das Versteck – in – der Höhle
- (zu einem Geo-Artikel über den Abenteurer Fuchs in Südamerika): Fuchs – backte – Brot – am – Wasserfall
- (zu einem Bericht im Hamburger Abendblatt): Bundeskanzlerin Merkel – besucht – die Bayreuther Festspiele – mit – ihrem Mann

Die Sätze sind eine Weiterführung der S-V-O-Struktur des Grundprogramms. Sie werden den Patienten neben der Arbeit mit dem Grundprogramm, also relativ früh, angeboten. Ihre Charakteristika sollten immer gleich sein:

- Subjekt: belebt, menschlich
- Verb transitiv
- direktes Objekt: unbelebt oder Tier
- Präposition: »in« / »an«/ »mit«/ »auf«
- Präpositionale Ergänzung: möglichst Ortsangabe oder Instrument

Es ist wichtig, dass die enge Verbindung Verb-Objekt beibehalten wird, damit »die Trampelpfade« dieser Grundstruktur – diesmal mit interessanteren Wörtern als beim Grundprogramm – weiter aktiviert werden.

Obwohl Präpositionen den Patienten in diesem Stadium sehr schwerfallen, ist es möglich, sie in diese Sätze aufzunehmen und die Patienten auf diese Weise an den Umgang mit ihnen zu gewöhnen. Allerdings sollten es am Anfang möglichst Präpositionen sein, die häufig vorkommen wie »in« / »an« / »mit« / »auf«.

Bei etwas Routine kann die Therapeutin diese Sätze auch ohne Vorbereitung entwerfen, während sie mit dem Patienten zusammen einen Artikel mit entsprechenden Fotos durchsieht.

Nachdem sie mit dem Patienten über den Textinhalt gesprochen hat, bietet die Therapeutin dem Patienten die Buchstaben für mindestens eins der Schlüsselwörter (Substantive) an, die der erste ihrer Sätze enthält. Diese Wörter werden wie beim Grundprogramm in den bekannten Dreierschritten durchgespielt. Danach schreibt sie diesen Satz auf einen Papierstreifen und spricht die einzelnen Wörter während des Schreibens laut aus. Dann schneidet sie den Streifen durch: Artikel und Substantiv bleiben zusammen, die übrigen Wörter sind getrennt.

Die Therapeutin bietet dem Patienten die Papierstückchen so an, wie sie ihm beim Grundprogramm die Buchstaben anbietet (d. h., sie legt sie vermischt auf den Tisch), und bittet ihn, sie zum Satz zusammenzulegen. Während der Patient versucht, die Wörter zu legen, spricht sie evtl. den Satz noch ein paarmal aus.

Wenn die Schriftstreifen in der richtigen Anordnung auf dem Tisch liegen, bittet die Therapeutin den Patienten, den Satz vorzulesen und beim Lesen die einzelnen Wörter mit dem Finger nach links zu schieben. Sie hat dafür mehrere Gründe:

- Erstens werden dabei die Modalitäten Lesen und Sprechen mit der Hand koordiniert – eine notwendige Übung bei Aphasie.
- Zweitens ist der Patient beim Vorlesen gezwungen, jedes einzelne Papierstückchen genau anzusehen, wobei alle für das laute Lesen notwendigen Netzwerke aktiviert werden.
- Drittens wird der Patient auf diese Weise auf den Satzrhythmus aufmerksam: Zwischen Artikel und Substantiv und zwischen Präposition und präpositionalem Objekt sind die Pausen kürzer als zwischen den anderen Wörtern.

Häufig auftretende Probleme: Der Patient vertauscht beim Anordnen der Zettel die einzelnen Strukturelemente, er vergisst, beim Vorlesen die Zettel jeweils nach links zu schieben, oder er kann kein einziges Wort richtig aussprechen (z. B. bei Jargon-Aphasie). Trotzdem sollte die Therapeutin diese Übung durchführen, weil es vor allem darauf ankommt, dass die Wörter in der richtigen Reihenfolge gelegt und verstanden werden. Die Therapeutin sollte, während der Patient die Wörter antippt, sie langsam selbst laut lesen. Häufig kann der Patient zumindest das letzte Wort des Satzes selbst aus- oder mitsprechen, weil es am stärksten betont ist. Das Lesesinnverständnis und das laute Lesen bessern sich, wenn diese Übungen häufiger durchgeführt werden.

Durch diesen sowohl rezeptiven als auch produktiven Umgang mit einem Satz kann die Zusammenarbeit aller an der Satzproduktion beteiligten Netzwerke gefördert und gleichzeitig die Betonung geübt werden.

Auf die gleiche Weise werden alle zu diesem Artikel vorbereiteten Sätze behandelt. Die Patienten lieben diese Übungen, weil sie ihnen die Welt nahebringen. Häufig fallen ihnen eigene Erlebnisse zu diesen Themen ein – und plötzlich beginnen sie zu erzählen, flüssiger als sonst.

Beispiel

Herr U. hatte eine globale Aphasie; inzwischen ist er – sehr langsam – bis zur Verbphase des Grundprogramms gelangt. Beim Legen des Satzes »Fuchs fuhr mit dem Faltboot durch die Magellan-Straße« sagt er plötzlich »Ich auch …« und ist mit seinen Gedanken weit weg. »Mit dem Faltboot?«, fragt die Therapeutin. »Ja!« »Wo denn?«, will die Therapeutin wissen. »Ganz oben, Fff…«, sagt Herr U. und greift nach einem Bleistift, um die Gegend zu zeichnen. »Fehmarn?«,

fragt die Therapeutin. »Nein, ganz oben, F…F…Finnland«, sagt Herr U. und lächelt. »Und waren da auch Eisberge?« »Ja.« »War das nicht gefährlich?« »Nein, nur ein paar … Kilometer, ein … anderer … nur ein paar Kilometer … mitgefahren.« Herr U. nimmt den Geo-Artikel über das Fuchs-Abenteuer wie einen Schatz mit nach Hause.

5.4 Zwischenstufe: Auf dem Weg zum selbstständigen sprachlichen Handeln

Im Grundprogramm und bei den Satzerweiterungen **reagieren** die Patienten: auf Fragen der Therapeutin und auf Bilder. Damit haben sie die erste Stufe des kommunikativen Handelns erreicht: sprachliche Reaktionen auf Anstöße von außen. Die zweite Stufe erreichen viele Aphasiker oft erst viel später (außer Patienten mit schwerer (Jargon)-Wernicke-Aphasie): Es fällt ihnen schwer, von sich aus ein Gespräch zu beginnen, an Gesprächen teilzunehmen und aus eigener Initiative Notizen, Mitteilungen etc. zu schreiben. Das ist erklärlich, wenn ihnen anfangs die sprachlichen Mittel dazu fehlen. Aber nach einer gewissen Zeit kann dieses »Schweigen« zur Gewohnheit werden. In der Aphasietherapie sollte dieses Problem spezielle Aufmerksamkeit erhalten.

Mit dem MODAK-Konzept versuchen wir früh, die Patienten zum selbstständigen Reagieren zu motivieren. Zwei spezielle Versuche, die sprachlichen Netzwerke so zu unterstützen, dass sie allmählich von selbst wieder »anspringen«, sind »Chats« und »Interviews«.

5.4.1 »Chats«

Geübt werden **schriftliche Dialoge = selbständiges Lesen einer schriftlichen Frage** und **selbstständiges Formulieren einer schriftlichen Antwort.**

Dies ist eine Übung, die für viele Patienten geeignet ist, sowohl für noch relativ schwer Betroffene als auch für Fortgeschrittenere. Sie besteht aus schriftlichen Dialogen über viele unterschiedliche Themen. Die Therapeutin sagt zu dem Patienten: »Wir ›chatten‹ jetzt. Aber wir machen das nicht mit dem Computer wie die anderen, sondern wir machen das mit Papier und Bleistift hier am Tisch. Sie sind in Hamburg und ich bin in England – also können wir nicht zusammen reden, sondern wir müssen unsere Fragen und Antworten aufschreiben!«

Besonders gut geeignet sind diese schriftlichen Dialoge für Patienten, die rezeptiv besser reagieren können als produktiv und das selbstständige Schreiben speziell üben sollten. Sie sollten genügend Lesesinnverständnis haben, um einfache Aussage- und Fragesätze zu verstehen, und sollten fähig sein, aus dem jeweiligen Fragesatz das Schlüsselwort, um das es in der Frage geht, zu erkennen und in ihre Antworten einzusetzen. Wenn ihnen die selbstständige Formulierung eines vollständigen Satzes anfangs noch zu schwer fällt, können sie zunächst mit einem Einzelwort antworten, das sie aus der Frage abschreiben.

Chat 1

(für Patienten, die noch im Grundprogramm bzw. mit Satzerweiterungen üben)

Material für diese Chats: Alle Arten Bilder – Fotos von Berühmtheiten, Karikaturen, Zeitungsbilder etc.

Die Therapeutin legt ein Bild von einem alten Gemälde auf den Tisch, auf dem ein Kartenspieler zu sehen ist. Sie erklärt Herrn K., der noch innerhalb der GP-Objektstufe übt: »Dieser Mann heißt Robert. Ich habe eine Frage an ihn. Sie schreiben jetzt seine Antwort.« Sie schreibt: »Robert, spielst du lieber Schach oder Karten?« Herr K. liest langsam die Frage, betrachtet das Bild und wählt seine Antwort aus: »Karten«.

Vor einem anderen Patienten, Herrn A., der im Grundprogramm innerhalb der Verbstufe übt, liegt ein Foto von Alfred Hitchcock. Die Therapeutin schreibt: »Liebt Herr Hitchcock blonde oder dunkle Frauen?« Herr A. könnte abschreiben: »Blonde Frauen«, aber weil er schon öfter die Wortumstellung bei Antworten auf Fragen geübt hat, kann er den richtigen Satz schreiben: »Herr Hitchcock liebt blonde Frauen.«

Das gleiche Foto legt die Therapeutin später Herrn L. vor, der auch in der Verbstufe übt, aber schon die Konjugation der 1. Person Präsens benutzen kann. Sie sagt zum Patienten: »Sie sind Herr Hitchcock. Ich schreibe Ihnen jetzt meine Frage.« Sie schreibt: »Herr Hitchcock, lieben Sie blonde oder dunkle Frauen?« Herr L. beginnt seine Antwort mit »Herr H«, wird aber von der Therapeutin gestoppt, die zu ihm sagt: »Nein, Sie sind Herr Hitchock. Sie antworten jetzt mit ,Ich'!« Der Patient sagt: »Ich nicht Hitchcock«, weil ihm der Perspektivwechsel von der 3. in die 1. Person unverständlich ist. Die Therapeutin sagt: »Wir lassen Herrn Hitchcock jetzt mal allein. Ich schicke jetzt eine Frage an Ihren Sohn. Und Sie schreiben, was er antwortet.« Die Therapeutin schreibt: »Martin, studieren Sie in Berlin oder Freiburg?« Weil sich Herr L. in seinen Sohn gut hineinversetzen kann, beginnt er seine Antwort intuitiv mit »Ich ….«.

Das Problem »Perspektivwechsel« ist verschiedentlich bei Aphasiepatienten aufgetaucht.

Chat 2

(für fortgeschrittenere Patienten)

Diese anspruchsvolleren schriftlichen Dialoge können mit Patienten durchgeführt werden, die komplexere Fragen selbstständig schriftlich beantworten können: Es geht dabei um Zeitungsnachrichten, Reportagen und ähnliche Texte in Zeitschriften, die Patient und Therapeutin durchgespielt haben, oder um Geschichten, die vorher gelesen worden waren, oft auch um die Meinung eines Patienten zu aktuellen Themen – es geht um alles, was Patienten interessiert.

Die Fragen motivieren die Patienten, sich auf ein bestimmtes Thema zu konzentrieren, das Für und Wider einer Angelegenheit abzuwägen und dann ihre schriftlichen Antworten selbstständig relativ schnell zu produzieren. Es kommt wieder nicht auf orthographische oder grammatische Korrektheit an, sondern auf den Inhalt. Die dabei entstehenden sprachlichen Probleme notiert sich die Therapeutin, um sie in späteren Therapiesitzungen allmählich aufzuarbeiten.

Beispiel

Patient M. und Therapeutin hatten Abschnitte eines Interviews nachgespielt, das in Geo 7/2015 erschienen war (zu Interviews s. ▶ Abschn. 5.4.2): Zwei Geo-Reporter hatten den amerikanischen Psychologen Steven Pinker zum Thema Weltfrieden interviewt. Die Therapeutin hatte jedes Mal, während der Patient einen Abschnitt des Interviews leise las (nicht vorlas), die entsprechende Interviewfrage in ihren eigenen Worten auf einem Blatt notiert. Die ersten beiden Fragen beantwortet der Patient noch in dieser Therapiesitzung (ohne in das Geo-Heft sehen zu können), die anderen Fragen werden für die nächste Sitzung aufgehoben.

Ther.: »Herr Pinker, warum glauben Sie, dass die Welt immer friedlicher wird?«

Pat.: (denkt nach, fasst dann in seinen eigenen Worten Pinkers Antwort schriftlich zusammen): »Es gibt immer weniger Kriege mit immer weniger Toten. Früher: viele alte Stammesmorde. Heute nicht mehr.«

Ther.: »Warum haben wir alle den Eindruck, dass unsere Welt immer gewalttätiger wird?«

Pat. schreibt: »Falsche Wahrnehmung: Nachrichten, Internet, Smartphones bringt zu viel Bilder über Krieg und Mord, weniger Bilder über Gutes.«

Fehler werden nur verbessert, wenn ein Patient es wünscht; die Therapeutin sammelt aber in der Patientenakte die Chatblätter, um die sprachlichen Probleme in späteren Sitzungen zu behandeln.

Die Chats können immer anspruchsvoller werden, je mehr sich die Aphasie eines Patienten bessert.

5.4.2 Interviews

Bei den mündlichen Dialogen geht es um **auditives Verstehen** und **selbstständige mündliche Wiedergabe eines gelesenen Textabschnitts.**

Diese Übungen sind für weniger schwer betroffene Patienten geeignet, die die Stufe der Grammatik-Dialoge erreicht haben. Während sie bisher für die Planung ihrer Äußerungen mehr Zeit hatten und Grammatik wie Struktur ihrer Antworten meistens durch den Kontext vorgegeben waren, müssen sie nun bei einem Interview, das ja einen zeitlich festgelegten Rhythmus und für die Antwort keine vorgegebene Struktur hat, schneller reagieren und für bestimmte Sachverhalte im Gespräch eigene Worte finden. Allerdings geben ihnen die Worte, die sie gerade vorher gelesen haben, eine gewisse Unterstützung.

Geübt wird immer einerseits das Lesesinnverständnis, andererseits die (möglichst flüssige) mündliche Wiedergabe von Textinhalten. Es geht dabei nicht um das fast wörtliche Wiederholen der Textworte, wozu die Patienten anfangs neigen. Sie sollten vielmehr die Sachverhalte durchdenken, das Wichtige vom Unwichtigen trennen und möglichst in eigenen Worten zusammenfassende Beschreibungen geben.

In Frage kommen Interviews aus Tageszeitungen und Zeitschriften wie SPIEGEL, STERN, GEO etc.

■ **Vorgehen**

Die Therapeutin hat bei der Vorbereitung der Therapiesitzung in einem Interview kurze Frage- und Antwort-Abschnitte angestrichen, die in der Wortwahl und Satzstruktur geeignet erscheinen. Sie spielt die Interviewerin, der Patient ist die berühmte interviewte Person und wird auch mit deren Namen angesprochen. Er liest die betreffenden Textabschnitte nicht laut und versucht, die Inhalte mit Hilfe der Schlüsselwörter zu verstehen, um sie möglichst in seinen Worten (vereinfacht) wiederzugeben. Falls er den einen oder anderen Satz nicht versteht, hilft ihm die Therapeutin.

Beispiel

Interview im SPIEGEL: Der Biologe Josef Reichholf zum Klimawandel

- Ther. (liest die erste Interview-Frage): »Herr Reichholf, haben Sie Angst vor der globalen Erwärmung?«
  Pat. (liest die Antwort leise und fasst sie mündlich zusammen): »Nein, ich freue mich auf Wärme. Keine Probleme für die Menschen.«
- Reichholfs wörtliche Antwort war: »Nein, ich persönlich freue mich sogar auf mildere Zeiten. Aber auch die Menschheit als Ganzes wird keine großen Probleme damit bekommen.«

Da die Interviews fast immer um aktuelle Themen kreisen, sind sie bei Aphasiepatienten besonders beliebt.

5.5   Arbeit mit Texten

5.5.1   Kurze vereinfachte Texte

Diese Übungen eignen sich für Patienten, die die Übungen des Grundprogramms fast beendet haben und mit Satzerweiterungen, teilweise mit Grammatikdialogen arbeiten.

Während es bei den bisher vorgestellten Übungen immer um das Verstehen von Sätzen ging, werden die Patienten nun gebeten, kurze Textabschnitte, die aus mehreren Sätzen bestehen, zu lesen, ihren Inhalt zu erzählen und evtl. darüber zu diskutieren.

Es ist ein großer Schritt vom Lesen und Produzieren einzelner Sätze bis zum Umgang mit Texten, in denen durch Verknüpfung von Sätzen Informationen geschaffen werden, die in den einzelnen Sätzen so nicht enthalten sind.

Beispiel

Im rasenden Tempo fuhr ein Mercedes durch die Straßen der Stadt. Der Wagen wurde von einem Betrunkenen gesteuert.
aus (Hennig u. Huth 1975, S. 157)

Hier wird das Thema des ersten Satzes »ein Mercedes« im zweiten Satz durch »der Wagen« wieder aufgegriffen. Die beiden Sätze sind dadurch verbunden, dass beide »Themen« (zu »Thema« s. ► Abschn. 1.2.2) sich auf den gleichen Gegenstand beziehen. Dies wird durch ein verknüpfendes Wort (eine sog. »Proform«) dargestellt, in diesem Fall ein Substantiv, es hätte auch ein Pronomen (»er«) sein können. Diese Verknüpfung kann der Hörer / Leser in unserem Beispiel nur erkennen, wenn er weiß, dass ein Mercedes ein Wagen ist. (Für Patienten, die manchmal den Bedeutungshintergrund eines speziellen Wortes nicht abrufen können, kann dadurch das Lesesinnverständnis eines Textes unterbrochen werden.) Wenn für »der Wagen« das Pronomen »er« aufgetaucht wäre, müsste der Hörer zumindest wissen, dass das Substantiv »Mercedes« maskulin ist.

Um Texte zu verstehen – seien sie noch so kurz – muss der Hörer / Leser also ständig sowohl sein Wissen über die Welt als auch grammatische Kenntnisse einsetzen, um die neuen Informationen, die den vorherigen Aussagen folgen, auf die richtigen Wörter der früheren Aussagen zu beziehen – ein ständiges Jonglieren mit unterschiedlichen sprachlichen Netzwerken und Gedächtnisprozessen.

Da Aphasiker im Allgemeinen noch ihr Wissen über die Welt besitzen, können sie sich häufig mit Hilfe von Schlüsselwörtern durch Texte bewegen wie man von Stein zu Stein springend einen Bach überquert – zumindest ist das möglich bei Schlagzeilen, Bildunterschriften und kurzen Absätzen, solange die Proformen einen genügend großen und erkennbaren Bedeutungshintergrund haben.

Wenn die Proformen aber vorwiegend aus Pronomen bestehen, können Aphasiker häufig nur ungefähr feststellen, worum es in einem Text geht, ihm genauere Informationen jedoch nicht entnehmen.

Um in der Therapie Aphasikern zu helfen, Schritt für Schritt das Textverständnis zurückzugewinnen, müssen wir deshalb zunächst kurze Texte so vereinfachen, dass ihre Schlüsselwörter und Proformen fast nur noch aus Substantiven bestehen.

> **Nicht jeder kurze Text ist leicht verständlich. Die Therapeutin sollte entsprechende Texte hinsichtlich Satzbau und Vokabular überprüfen und evtl. vereinfachen.**

Beispiel

(Vereinfachte Zeitungsmeldung)
Kiew: Bei einem Brand in einem Hochhaus wurden eine Mutter und zwei Kinder aus dem 7. Stock gerettet. Retter war ein Soldat, der in der letzten Woche bei einem Gefangenen-Austausch nach Kiew zurückgekommen war.

Aus den Schlüsselwörtern »Brand«, »Hochhaus«, Mutter«, »Kinder«, »Retter«, »Soldat«, Gefangenen-Austausch«, »Kiew« lässt sich die Handlung vermutlich leicht konstruieren; geprüft werden müsste, ob das Pronomen »der« richtig erkannt wird. Eine Schwierigkeit könnte in der zeitlichen Einordnung der Verbform »zurückgekommen war« bestehen, weil es eine Handlung ausdrückt, die vor der Rettung stattgefunden hatte. (Sätze mit solch veränderter Zeitenfolge müssten in den Grammatik-Dialogen erklärt und geübt werden.)

Die Patienten üben, solche kurzen Texte leise zu lesen und dann ihren Inhalt mündlich oder schriftlich wiederzugeben. Dabei kommt es nicht auf richtige Grammatik oder Artikulation an: Nur die Übermittlung des Inhalts ist wichtig, die in diesem Fall darin bestehen könnte, dass der zeitliche Ablauf vom Patienten mündlich (evtl. zusammen mit der Therapeutin durch Fragen und Antworten) dargestellt wird:

— Ther.: »Was passiert zuerst?«
  Pat.: »Gefangenenaustausch.«
  Ther.: »Ein Arbeiter?«
  Pat.: »Nein. Ein Soldat.«
  Ther.: »Kommt der Soldat zurück nach Moskau?«
  Pat.: »Nein. Kiew.«
  Ther.: »Ja. Der Soldat ist jetzt in Kiew. Er geht durch die Straßen. Da sieht er etwas. Einen Unfall?«
  Pat.: »Nein. Ein Feuer.«
  etc.

(Der zeitliche Ablauf könnte auch skizzenhaft schriftlich dargestellt werden, wie in ▶ Abschn. 5.4.1 beschrieben.)

Beispiel

(Etwas längere vereinfachte Zeitungsnachricht)
Das Wunder im Gletscher-Eis
Herr Müller machte eine Wanderung in den Alpen. Er stürzte in eine Gletscher-Spalte von 20 Meter Tiefe. Der Bergsteiger überstand sechs Tage und Nächte bei Temperaturen um den Gefrierpunkt. Er lebte von Keksen und Schmelzwasser.
Der Sturz verursachte eine gebrochene Hüfte und leichte Erfrierungen an den Füßen. Aber Herr Müller dachte an das Wiedersehen mit seinen zwei Söhnen. Der Gedanke gab ihm Kraft.
Eine deutsche Wanderin hörte seine Hilfeschreie. Sie benachrichtigte die Bergrettung. Die Retter zogen den Verunglückten mit Seilen aus der Spalte. Sie brachten ihn in die Uni-Klinik in Innsbruck. Er ist wieder fit.

In diesem Text wurden absichtlich etliche Proformen beibehalten, um sie mit dem Patienten durchzusprechen.

Texte in dieser Länge müssen evtl. Absatz für Absatz, evtl. sogar Satz für Satz leise gelesen werden. Möglicherweise kann ein Patient den Inhalt noch nicht selbstständig erzählen, aber auf Fragen der Therapeutin richtig antworten, so dass auf diese Weise die ganze Geschichte zusammengestellt wird.

Möglich wäre es auch, die Handlungsdetails einer solchen Geschichte Satz für Satz in der Struktur S-V-O-$_{präp}$Erg. auf Satzstreifen zu schreiben und die Sätze der Reihe nach wie in ▶ Abschn. 5.2.2 beschrieben zusammenzustellen. Dazu wäre wohl eine ganze Therapiesitzung nötig.

Manchmal gibt es in längeren und komplexeren Texten kurze Abschnitte mit gut erkennbaren informativen Schlüsselwörtern. Solche Textabschnitte könnten gut am Ende einer Therapiesitzung kurz gelesen und durchgesprochen werden, wenn sie neue Informationen enthalten, die die Patienten motivieren, mit ihren Angehörigen und Freunden darüber zu diskutieren.

Beispiel

Die Therapeutin äußert eine Annahme zu einem leicht komplexen Textabschnitt aus (Krämer u. Trenkler 1996), den der Patient vor sich liegen hat.

— Ther.: »Ich glaube, Tulpen stammen aus Holland.«
  Der Patient liest den Abschnitt und findet das wesentliche Schlüsselwort, so dass er sie aufklären kann.
  Pat.: »Tulpen kommen aus der Türkei.«

Als Übungsmaterialien eignen sich:
— Sammlungen von kurzen Texten (Drösser 2001; Krämer u. Trenkler 1996 etc.),
— Kurznachrichten in Zeitungen, in Büchern oder Kalendern etc.,
— Sammlungen von kuriosen Meldungen (Brater 2005; etc.),
— kurze vereinfachte Sachtexte aus dem Internet.

5

5.5.2   Längere vereinfachte Texte

Diese Übungen eignen sich für fortgeschrittene Patienten.

Wenn wir zu längeren Texten übergehen möchten, sollten die Patienten sie zunächst Absatz für Absatz lesen, wobei sie sich Notizen manchen können. Zum Schluss könnten sie mit Hilfe dieser Notizen nochmals die ganze Geschichte zusammenfassend erzählen, evtl. danach auch schriftlich zuhause.

Auf die enormen Anforderungen, die die Produktion von nur wenigen zusammenhängenden Sätzen an die Synchronizität der spracherzeugenden Prozesse stellt, wurde in ▶ Abschn. 1.2.2, S. 10 hingewiesen. Nicht weniger hoch sind die Anforderungen an das – fast immer beeinträchtigte – verbale Gedächtnis unserer Patienten. Um die Patienten schrittweise an den Umgang mit längeren und komplexeren Texten zu gewöhnen, ist es sinnvoll, mit ihnen zusammen innerhalb eines Textes in jedem Satz die Wörter in größere Gedächtnisblöcke (»Chunks«) zusammenzufassen, um so das Kurzzeitgedächtnis zu entlasten (zum Begriff »Chunk« s. z. B. Hörmann 1977, S. 147).

Wahrscheinlich verbinden wir – wenn wir nicht an Aphasie leiden – beim Lesen intuitiv solche Gedächtnisblöcke aus mehreren syntaktisch zusammenhängenden Wörtern und kommen dadurch mit wenigen Gedächtniseinheiten aus. Mit Hilfe dieser Chunks können wir einen Text schneller lesen und behalten.

Beispiel

Der alte Professor	verwechselte	den Kopf seiner Frau	mit einem Hut
Chunk 1	Chunk 2	Chunk 3	Chunk 4

Aphasiepatienten haben dagegen aufgrund ihrer eingeschränkten grammatischen Fähigkeiten und ihrer langsamen Reaktionen diese Fähigkeit meistens nicht mehr und müssen Texte beinah Wort für Wort erfassen – dadurch sind die Ansprüche an ihre gesamte Sprachverarbeitung und ihr verbales Gedächtnis um das Vielfache erhöht. Auch die fortgeschrittenen Patienten müssen sich sehr anstrengen, um den folgenden (syntaktisch vereinfachten) Text in großen Zügen wiederzugeben, ohne ihn zu sehen. Nachdem sie ihn mit der Therapeutin beim Lesen in Chunks aufgeteilt und den Inhalt Absatz für Absatz wiedergegeben haben, können sie sich den Ablauf der Ereignisse vorstellen und ihn danach besser erinnern (Beispiel erster Satz: Chunks durch »-« unterteilt).

Beispiel
Die Invasion in der Normandie
Die Invasion in der Normandie – war – ein Wendepunkt – im 2. Weltkrieg.
Die Landung war für den 5. Juni 1944 geplant. Aber wenige Tage vorher verschlechterte sich das Wetter: Der Himmel wurde dunkel, starker Wind kam auf, es regnete in Strömen. Am 4. Juni beschloss der amerikanische General Eisenhower, die Landung um einen Tag aufzuschieben, weil das Wetter zu schlecht war. Für die Landung brauchte man Mondlicht, Ebbe und trockenes Wetter. Aber eine längere Verschiebung war nicht möglich, weil es schwer war, die Pläne länger geheim zu halten.
Am Morgen des 5. Juni brachte der Meteorologe, Hauptmann Stagg, dem General seine Wetterprognose. Draußen regnete es in Strömen, doch der junge Schotte wagte eine positive Vorhersage: »Sturm und Regen werden aufhören, das Wetter wird zwei Tage lang gut sein.« Darauf beschloss General Eisenhower, am 6. Juni mit den Truppen zu landen. Andere Meteorologen sagten: »Diese Wetter-Vorhersage ist falsch!« Aber Hauptmann Stagg behielt Recht: Das Wetter besserte sich. Die Invasion fand erfolgreich statt.
Viel später gestand Hauptmann Stagg, dass er bei seinen Wetterberechnungen halb geraten hatte.
nach Eschbach 2009, S. 218

Noch eine andere Fähigkeit hilft uns, Texte besser zu behalten, wenn wir nicht an Aphasie leiden: Wir erzeugen Bilder für das, was wir hören oder lesen. Auch diese Fähigkeit scheint bei Aphasie nachzulassen: Wie bei vielen anderen neurophysiologischen Verbindungen scheint auch die Verbindung zwischen Wort und Bild bzw. zwischen Wörtern im Satz- oder Text-Zusammenhang und Bildern von Situationen und Handlungsabläufen gelöst oder mindestens gelockert zu sein.

Beim MODAK-Vorgehen versuchen wir schon während der Arbeit mit Satzerweiterungen, durch Fragen zu manchen MODAK-Bildern die Verbindung zu Bildern wieder herzustellen: »Was hat sie / er vorher gemacht?« »Was macht sie / er später?«, so dass die Patienten sich vom vor ihnen liegenden Bild lösen und sich innerlich ein eigenes Bild erschaffen müssen, das ihnen eine entsprechende Äußerung suggeriert. Im weiteren Verlauf der Therapie sollten die Patienten immer wieder angeregt werden, sich das, was sie hören oder lesen, auch bildlich vorzustellen.

5.5.3   Originaltexte

Der Übergang zur befriedigenden Rezeption und Wiedergabe von normalen, nicht vereinfachten Texten ist zwar fließend, aber langwierig. Die Patienten sind meistens stark motiviert, solche Texte zu lesen, scheitern aber aus unterschiedlichsten Gründen. Sie reagieren frustriert, wenn sie feststellen, dass selbst Texte mit anspruchsloseren Inhalten wie manche Kinder- bzw. Jugendbücher oder Medien auf Bildzeitungsniveau schwer zu lesen sind.

Vor der Gleichsetzung von Inhalt und Sprachstruktur müssen Aphasiker und ihre Angehörigen deshalb immer wieder gewarnt werden: Während Texte über komplizierte Sachverhalte schon teilweise mit der Schlüsselwort-Strategie verstanden werden, scheitern die Aphasiker häufig an scheinbar »einfachen« Texten.

Beispiel
Herr M. hatte zu Hause versucht, ein Buch zu lesen, das er aus seiner Jugendzeit kannte. Damals hatte er es sehr geliebt. Jetzt war er schon am ersten Satz gescheitert, obwohl er Texte, die er aus den Therapiestunden nach Hause brachte, gut lesen konnte.
Der erste Satz lautete:
Robert wurde mitten in der Nacht wach und stellte fest, dass es nicht hell werden wollte …
Herr M. zeigte auf die Wörter »wurde wach«, »stellte fest« und »hell werden wollte«. Er erklärte, dass sie ihm völlig fremd wären.
Die Therapeutin änderte den ersten Satz:
Robert erwachte mitten in der Nacht und merkte, dass es nicht hell war …
Nun konnte Herr M. den Satz verstehen.
In diesem Fall stolperte Herr M. darüber, dass die lexikalische Wortbedeutung »wach« und »hell« jeweils durch ein Wort ausgedrückt wurde, während jeweils ein zweites Wort (»wurde« / »werden«) alle grammatischen Merkmale des entsprechenden Verbs lieferte. Solche komplexen Prädikate erfordern eine schnelle Kooperation von semantischen und grammatischen Prozessen, die vielen Aphasikern nicht möglich ist. Eine zweite Hürde bildete das Partikelverb »feststellen« durch die Abtrennung der Partikel und ihren Stellungswechsel. Mit solchen Verben, die zwar häufig vorkommen, aber einen vermehrten Einsatz an Grammatikverarbeitung verlangen, können Aphasiker erst relativ spät korrekt umgehen, nachdem sie sie mit Grammatik-Dialogen geübt haben.

Wenn Patienten mit gebessertem Lesesinnverständnis beginnen, Originaltexte in Zeitungen, Zeitschriften oder Büchern zu lesen, stoßen sie manchmal auf Absätze, die sie irritieren, weil es ihnen nicht gelingt, sie zu verstehen, obwohl sie alle vorherigen Seiten verstanden hatten. Das kann diverse unterschiedliche Gründe haben: Vokabular (s. oben, Herr M.), Grammatik, komplexe Satzstruktur, manchmal aber auch nicht sofort erkennbare Gründe, wie das folgende Beispiel zeigt:

Ein Grund für Probleme mit dem Lesesinnverständnis, der bei der Therapie von fortgeschrittenen Aphasiepa-

tienten immer wieder auftaucht, ist eine Art doppelte Verneinung innerhalb des »Themas« (s. ▶ Abschn. 1.2.2) eines Satzes, wie z. B. »Da sie nicht uninformiert ist, trifft sie Vorkehrungen.« Der Leser eines solchen Satzes muss eine Art geistigen Salto machen:
1. Sie ist uninformiert = Sie weiß über diese Sache nichts.
2. Sie ist nicht uninformiert = Sie weiß über diese Sache nicht nichts = Sie weiß über diese Sache Bescheid.

Für geübte Leser ohne Aphasie ist das kein Problem, sie bemerken solche kontaminierten Satzhintergründe kaum. Aber wenn ein aphasischer Leser auf solchen Satz stößt, bekommt er Verständnisprobleme, die er sich nicht erklären kann: Er versteht jedes einzelne Wort, aber versteht trotzdem den Satz nicht. Die Erklärung ist: Da die doppelte Verneinung in einem Satzthema vorkommt, das als Basis für eine Aussage dient und in diesem Fall einen Kausalsatz suggeriert (= Weil sie über diese Sache nicht nichts weiß, trifft sie Vorkehrungen), kann dieses unklare Thema (»informiert« + »uninformiert«) keine feste Basis für die Satzaussage bilden, die Brücke zwischen »Thema« und Aussage bricht ein.

Aphasiepatienten geraten in solchen Fällen in Ängste: Ist dieses Verstehensproblem ein Beweis dafür, dass sie doch eine kognitive Störung haben? Es ist wichtig, solche Probleme mit ihnen zu besprechen und ihnen klarzumachen, dass es für diese Art Verstehensstörung rein sprachliche Gründe gibt, die auch mit der noch nicht wieder vollständig erreichten Lesegeschwindigkeit zu tun haben.

Trotz mancher Mühen, die gebesserte Aphasiepatienten mit normalen Texten haben, sollten sie ermutigt werden, kurze und allmählich auch etwas längere originale Texte zu lesen.

Schwieriger, als den Inhalt eines kurzen Textes wiederzugeben, ist es, die eigene Meinung über einen solchen Text schriftlich zu formulieren. Als Übungsmaterial eignen sich gut kurze Sachtexte aus Zeitungen wie z. B. ein kurzer Text über die Einführung des Dosenpfands, den ein anfangs global betroffener Patient wie folgt kommentierte (◧ Abb. 5.4):
▬ Die Metalle ist rar. In 100 Jahre werden die Kinder keine Metalle mehr verfügen. Deshalb halte ich den Dosenpfand als gut.

Trotz der noch beträchtlichen grammatischen Unsicherheit ist der Text gut zu verstehen; inzwischen hat der Patient auch seine grammatischen Probleme überwunden.

Abgesehen von Aufklärungen über Vokabularprobleme (deren grammatische Details meistens erst zu einem späteren Zeitpunkt behandelt werden können) kann die Therapeutin den Übergang zur Rezeption normaler Texte erleichtern, indem sie auf bestimmte Textcharakteristika

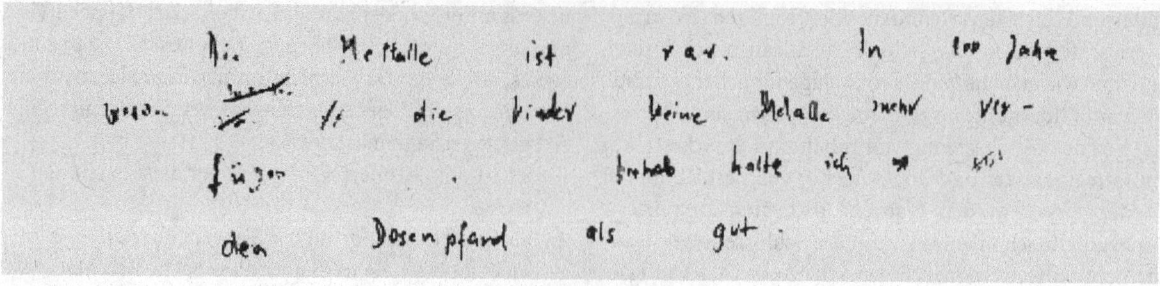

Abb. 5.4 Schriftliche Meinungsäußerung eines Patienten zu einer Zeitungsmeldung

hinweist, sie mit den Patienten bespricht und in den Texten unterstreichen lässt, wie z. B.:

- Satzverknüpfungselemente wie »danach«, »dort«, »deshalb« etc.,
- Proformen,
- das Hauptthema eines Textes bzw. Absatzes (nicht zu verwechseln mit dem »Thema« am Anfang eines Satzes, mit dem die unbetonten Elemente eines Satzes bezeichnet werden; vgl. ▶ Abschn 1.2.2),
- »Chunks« (s. ▶ Abschn. 5.5.2).

5.6   Geschichten

Wer Ereignisse oder Geschichten erzählt, muss auf mehreren Ebenen agieren: Während er seinen Text produziert, steuert er, von anderen Ebenen aus, den Textrahmen und die Reihenfolge der Handlungsdetails: Er gibt seinen Hörern / Lesern Anhaltspunkte über die zeitliche und situative Einordnung seiner Erzählung und berichtet dabei ein Handlungsdetail nach dem anderen, während er gleichzeitig jedes der restlichen Details so lange hemmt, bis es »an der Reihe« ist.

Dieses Jonglieren mit Textmengen, das die Fähigkeit zum Steuern einer immensen Zahl von neuronalen Netzwerken voraussetzt, ist dadurch möglich, dass alle sprachlichen Produktionssysteme automatisiert arbeiten, während sich der Erzähler auf den Inhalt seines Textes konzentriert. Die Fähigkeit dazu haben wir alle im Laufe der Jahre durch Übung erworben.

Aphasiepatienten sind so intensiv auf die Produktion ihrer Worte und Sätze konzentriert, dass sie ihre Erzählungen nicht gleichzeitig für den Hörer / Leser verständlich organisieren können (s. Herr D. in ▶ Abschn. 1.2.4). Die Möglichkeit mitzuteilen, was man erlebt und erfahren hat, gehört aber zu den Grundbedürfnissen aller Menschen und verbindet sie mit ihrer Umgebung. Wir sollten unsere Patienten deshalb ermutigen, mündlich oder schriftlich zu »erzählen«, auch wenn sie sich bewusst sind, dass ihre Wörter und Sätze noch nicht annähernd der Norm entsprechen. Textproduktion kann geübt werden.

5.6.1   Bilder / Bildergeschichten

Der Einstieg in das selbstständige Erzählen gelingt am besten über Bilder / Bildergeschichten, weil Bilder zur Sprache anregen. Als **Bildmaterial** eignet sich alles, was die Aphasiepatienten interessiert. Es kommt nur darauf an, sie sehr früh zur selbstständigen Produktion anzuregen, sowohl mündlich wie schriftlich.

Sobald die Patienten sich beim Grundprogramm daran gewöhnt haben, Wörter nach dem Legen selbstständig zu schreiben, sollte es möglich sein, sie zur Produktion eines kleinen Textes zu einem Bild anzuregen. Dabei sollte die Therapeutin alles akzeptieren, was der Aphasiker »erzählt«: möglichst nicht verbessern (nur wenn der Patient darauf besteht, vielleicht das Nötigste ergänzen) – es kommt wieder nicht auf die Richtigkeit der Orthographie oder Grammatik an, sondern nur auf die Übermittlung von Information.

Beispiel

Herr K. (globale Aphasie) konnte lange Zeit mündlich nur »recurring utterances« produzieren, aber es gelang ihm allmählich, einzelne Wörter auch ohne vorheriges Buchstaben-Legen zu schreiben, während er die erste Therapiestufe des Grundprogramms bewältigte. Dies ist einer seiner ersten selbstständigen Texte (▪ Abb. 5.5)

Mit »Heizung« könnte »Feuer« gemeint sein, in »Staateifa« könnte die Silbenzahl und die Buchstabengruppe »Staat« auf »Feuerwehr« hinweisen; »Teller« und »Uhr« sind richtig, »Keller« könnte eine Kontamination von »Teller« und »Küche« sein.

Zum selben Bild schrieb auch Herr G., der auch mit einer globalen Aphasie die Therapie begonnen hatte und inzwischen mit Verben arbeitete (▪ Abb. 5.6).

Herr F. kam mit einer sehr schlechten Prognose und der Diagnose »globale Aphasie« aus der Reha. Er hatte gerade die Übungen der zweiten Therapiestufe (Verben + Objekte) erreicht, als die Therapeutin ihn – ein halbes Jahr nach Beginn der Therapie – bat, ein Loriotbild selbstständig zu beschreiben, auf dem eine Frau die Tür öffnet, während ihr Mann einen Weihnachtsbaum schmückt. Ein Windstoß

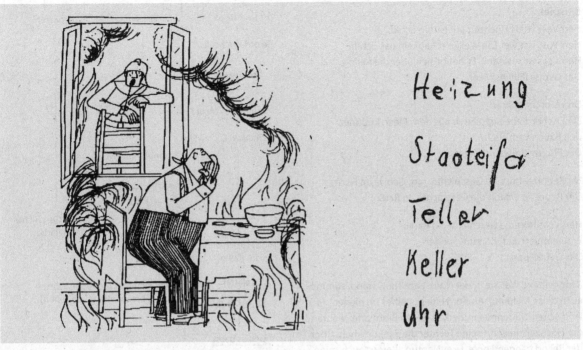

🔲 **Abb. 5.5** Herr K. beschreibt ein Bild

🔲 **Abb. 5.6** Herr G. beschreibt dasselbe Bild

🔲 **Abb. 5.7** Herr F. beschreibt ein Loriot-Bild

fegt den Baumschmuck auf ihren Mantel und Kopf (es gibt leider keine Abdruck-Genehmigung für dieses Bild). Herr F. konnte zwar inzwischen die Verben des Grundprogramms rezeptiv verarbeiten, sie aber noch nicht selbstständig produzieren. Mit den Strichen und der Anordnung der »Sätze« deutet er eine Art Satzstruktur an (🔲 Abb. 5.7).

Solche im Therapieraum selbstständig verfassten Texte ermutigen die Patienten, auch außerhalb der Therapie ihre mündlichen Äußerungen, die oft schwer verständlich sind, durch Worte und Zeichnungen zu ergänzen.

Patienten, die sich schwer zum selbstständigen Bildbeschreiben motivieren lassen, könnte eine Kombination von Wortlegen und Satzlegen (s. ▶ Abschn. 5.3.2) dazu anregen.

5.6.2 Vereinfachte Geschichten / Inhaltsstrukturen

Einfache, für schwer betroffene Aphasiker geeignete **Texte** sind schwer zu finden. Man kann sie leicht herstellen, wenn man folgende Punkte beachtet:

 — einfache Satzstrukturen,
 — die handelnden Personen durch Namen bezeichnen,
 — in der Gegenwart erzählen.

Beispiel

Herr Voss feiert Hochzeit auf einem Schiff.
Herr Voss isst viel. Die Wellen schaukeln das Schiff.
Herr Voss ist seekrank. Er beugt sich über die Reling.
Das Gebiss fällt ins Meer.

Drei Monate später.
Ein Fischer zieht einen Fisch aus dem Meer. Er öffnet
den Bauch vom Fisch.
Der Fischer findet ein Gebiss.

Ein Reporter hört die Geschichte vom Gebiss im Fisch.
Der Reporter erzählt die Geschichte im Radio.

Herr Voss hört die Geschichte im Radio.
Er telefoniert. Er fährt zum Sender.
Das Gebiss passt.

(Originaltext: Weil sie in der Nordseezeitung stand, stimmt
auch diese Meldung: An Bord eines Schiffes im nieder-
ländischen Wattenmeer überkam einen Brautvater während
der Hochzeitsfeier für seine Tochter die Seekrankheit. Über
der Reling hängend opferte er Neptun alles, so auch seine
Zahnprothese. Drei Monate später zog ein Fischer aus
Amsterdam einen riesigen Kabeljau aus der Nordsee und
fand im Bauch des Fisches – ein Gebiß. Darüber amüsierte
sich der Lokalsender Noord-Holland, den wiederum der
zahnlos mümmelnde Mann hörte. Er fuhr zum Sender, wo
die Prothese lag – und paßte. (Ulrich Wickert 1998)

Der Einstieg in diese Art des Umgangs mit Texten beginnt
in einem relativ frühen Therapiestadium, wenn die Patienten im Grundprogramm den Umgang mit Verben geübt
haben oder sich mit Satzerweiterungen beschäftigen.

■ **Vorgehen**

Bis auf den ersten Satz sind alle Sätze der vereinfachten
Geschichte verdeckt. Die Therapeutin bittet den Patienten,
den Satz leise zu lesen. Anschließend stellt sie ihm wie
beim Grundprogramm einige Fragen, wobei sie die Antworten durch Assoziationen der Zielwörter deblockiert.
Sie zeigt z. B. auf »Herr Voss« und fragt: »Ist das Frau
Schneider?« Wenn der Patient »**Herr Voss**« geantwortet
hat, bittet sie ihn, »Herr Voss« oben links auf ein DIN-A4-
Blatt zu schreiben. Dann werden die Informationen des
ersten und der weiteren Sätze auf das Blatt geschrieben,
und zwar so, dass die handelnden Personen in der Kopf-
zeile des Blattes stehen und die Informationen über diese
Personen in Spalten darunter (Zeitachse). Eventuell legt
der Patient die Wörter aus Buchstaben zusammen, bevor
er sie schreibt, und die Therapeutin könnte einige der Verben selbst schreiben, um Zeit zu sparen (◨ Abb. 5.8).

Mithilfe diesen grafischen Strukturen gelingt es den
Patienten häufig schon in einem frühen Therapiestadium,

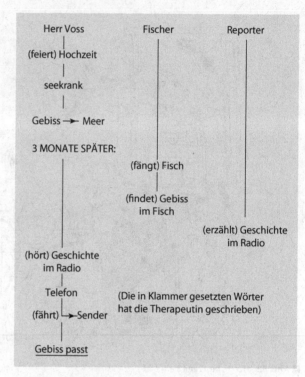

◨ **Abb. 5.8** Inhaltsstruktur der Wickert-Geschichte

die Geschichten – in Einzelworten – wiederzuerzählen,
auch zu Hause, wie Angehörige berichten.

Die Struktur hilft, Personen und Ereignisse im Gedächtnis zu behalten und beim Erzählen die richtige zeitliche Reihenfolge zu beachten. Durch diese Strukturierung
können Missverständnisse vermieden werden, die bei
Aphasie häufig dadurch entstehen, dass auf eine Person
oder eine Sache mit unterschiedlichen Worten (= Proformen) hingewiesen wird: »der Professor« – »der hagere alte
Mann« oder »der schwere Sturm« – »das Unwetter«.

Da diese Art der Textrezeption und -produktion über
etliche Therapiestadien beibehalten wird, können die Patienten immer besser damit umgehen, müssen später nicht
mehr die Wörter aus Buchstaben legen und können In-
haltsstrukturen selbstständig herstellen.

Beispiel

Herr Z. hat zu Hause die folgende Geschichte selbstständig
in einer Inhaltsstruktur dargestellt, zwar nicht ganz so,
wie es in der Therapiesitzung geübt worden war, aber sehr
eindrucksvoll (◨ Abb. 5.9):
Ein Kaufmann aus Polen reist in die Türkei. Er fährt in einer
Kutsche.
Die Kutsche fährt durch ein einsames Gebirge. Der Kutscher
hält an. Er ruft:
»Überfall! Her mit der Kleidung! Her mit dem Geld!
Ich bin jetzt der Herr! Sie sind jetzt der Kutscher!«

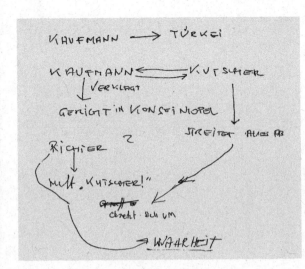

Abb. 5.9 Herr Z. hat die Inhaltsstruktur selbstständig entworfen

In der Türkei:
Der Kaufmann geht zum Gericht. Er verklagt den Kutscher.
Der Kutscher sagt: »Ich bin unschuldig.«
Der Richter sagt:
»Ich muss nachdenken. Kommen Sie morgen wieder.«
Der Kaufmann und der Kutscher gehen zur Tür.
Der Richter ruft:
»Kutscher!«
Der Kutscher dreht sich um. Der Richter erkennt die Wahrheit.
Er bestraft den Kutscher.

(Original-Geschichte: unbekannter Verf.; in Albrecht u. Kahl 1972)

Wenn die Patienten sich an diese Art der Informationsstrukturierung gewöhnt haben, können sie sie auch dann einsetzen, wenn sie eigene Erlebnisse erzählen möchten. Das führt dazu, dass sie allmählich auf schriftliche Strukturen verzichten und sich auch bei der mündlichen Darstellung daran erinnern, Ort und Zeit ihrer Erlebnisse und die richtige Reihenfolge der Handlungsdetails anzugeben.

5.7 Fazit

Für Wortfindung, Grammatik, Satzaufbau, Verstehen, mündliche und schriftliche Produktion, Leseinnverständnis und lautes Lesen, nicht zuletzt Kommunikation bieten sich mit den Zeitungen, Zeitschriften und anderen Texten immer wieder neue, aktuelle Therapiematerialien an, die den Aphasiepatienten helfen, die Welt in den Kopf zurückzuholen.

Der russische Psychologe Wygotski (1979), der sich mit den Beziehungen zwischen Denken und Sprechen befasste – und dabei auch mit Aphasie – sagte (vgl. dazu ☐ Abb. 5.10):

» Wenn wir den Gedanken mit einer hängenden Regenwolke verglichen haben, die sich in einem Regen von Wörtern ergießt, dann müssten wir die Motivierung des Gedanken ...dem Wind gleichsetzen, der die Wolken in Bewegung setzt.

Sprache wird in uns entfacht durch Anstöße, die entweder aus unserem Inneren kommen – unsere Erinnerungen, Wünsche oder Absichten – oder von außen: durch die Situation, durch Worte, die vorher gesagt wurden, die Worte unserer Gesprächspartner, vor allem aber durch das, was in der Welt geschieht und unsere Gedanken bewegt.

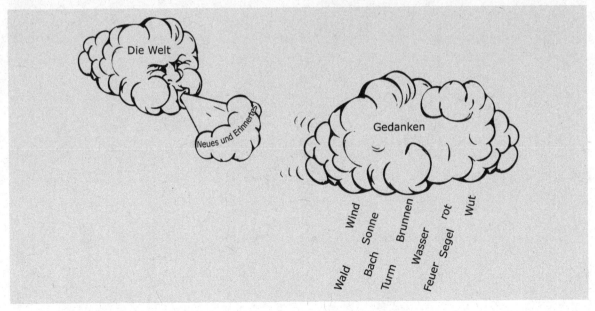

Abb. 5.10 Die Beziehung zwischen der Sprache und der Welt – wie Wygotski sie beschreibt

Einstieg in das Jonglieren mit Zahlen

Luise Lutz

L. Lutz, *MODAK – Modalitätenaktivierung in der Aphasietherapie*,
DOI 10.1007/978-3-662-48207-0_6, © Springer-Verlag Berlin Heidelberg 2016

Störungen der Zahlenverarbeitung kommen bei schwer betroffenen Aphasikern häufig vor, wobei sich Diskrepanzen zwischen den einzelnen Modalitäten bzw. Verarbeitungsrouten zeigen: Das **auditive Verstehen** der Zahlen und die **gezielte mündliche Produktion** sind in vielen Fällen am schwersten betroffen, aber auch das »Lesen« und **Schreiben der Ziffern** und alle **Rechenoperationen** können häufig nur langsam und schrittweise wiedererworben werden.

Es gibt über den theoretischen Hintergrund dieser Störungen und ihre Therapie so fundiertes und umfassendes Material (z. B. Hüttemann 1998), dass ich dem nichts hinzuzufügen habe. Da ich aber von vielen Therapeuten immer wieder gefragt worden bin, ob und wie MODAK gestörte Zahlenverarbeitung behandelt, möchte ich kurz beschreiben, wie wir mit schwer betroffenen Aphasikern in dieses Thema **einsteigen**.

Das therapeutische Vorgehen entspricht den MODAK-Prinzipien: Bei jedem Schritt werden **mehrere**, mindestens **zwei Modalitäten verknüpft**.

6.1   Einstieg in das visuelle Erkennen der Ziffern 1–6 (ein Würfel)

- **Zuordnung Punkte–Ziffern; Abschreiben und Sortieren der Ziffern**

Im Allgemeinen ist selbst bei schweren Störungen die Fähigkeit, Anzahlen zu erkennen und zu unterscheiden, vorhanden. Würfel erscheinen deshalb für den Einstieg besonders geeignet, weil die Anordnung ihrer Punkte ein gut bekanntes und immer gleiches Bild darstellt. Beim Würfeln sorgt der Patient mit seiner Handbewegung selbst für das Erscheinen einer Zahl, er ist dabei auf spielerische Weise aktiv, und seine Aufmerksamkeit wird durch das nicht vorhersehbare Ergebnis immer neu geweckt.

Beginn mit einem Würfel: Um die Beziehung zwischen der Anzahl von Punkten und den sie bezeichnenden Ziffern wieder herzustellen, schreibt die Therapeutin die Ziffern 1–6 auf einen Papierstreifen und bittet den Patienten, die jeweils gewürfelte Zahl, die sie ausspricht, den Ziffern zuzuordnen. Nach jeder Zuordnung schreibt der Patient die entsprechende Ziffer ab.

Anschließend zerschneidet die Therapeutin den Ziffernstreifen, mischt die Ziffern und bittet den Patienten, sie der Reihe nach zu ordnen. Nach der richtigen Zuordnung liest die Therapeutin die Ziffern laut vor und der Patient schiebt gleichzeitig mit dem Finger jede vorgelesene Ziffer nach links.

(Parallele Steuerung der beteiligten sprachlichen und motorischen Netzwerke, Verbesserung ihrer zeitlichen Koordinierung)

6.2   Einstieg in das selbstständige Zeigen der Zahlen 1–6 mit den Fingern (ein Würfel)

- **Verbindung Ziffern–Finger und Abschreiben der Ziffern**

Die Patienten haben in diesem frühen Stadium große Mühe, die Zahlen zu artikulieren. Da sie meistens die Artikulation nur in sehr kleinen Schritten wiedererwerben, können sie – als erste Hilfe – daran gewöhnt werden, die Zahlen mit den Fingern zu zeigen.

Vorgehen wie zuvor: Der Schriftstreifen mit den von der Therapeutin geschriebenen Ziffern liegt auf dem Tisch, Patient und Therapeutin würfeln, der Patient legt den Würfel zu der entsprechenden Ziffer.

Bevor der Patient die gewürfelte Ziffer schreibt, zeigt er sie mit den Fingern, während die Therapeutin sie ausspricht. Dabei kann für die Zahl »5« das Öffnen der Faust geübt werden – ein erster Schritt vom Abruf der Zahlenreihe hin zum gezielten Ansteuern einer Zahl (»6« = Öffnen der Faust + ein Finger).

Die Verbindung Zahlen–Finger hat den Vorteil, dass der Patient kommunikativ handelt, da er selbständig – wenn auch nur mit den Fingern – die Zahl der gewürfelten Punkte angibt.

Diese erste kommunikative Handlung lässt sich nach einiger Zeit in kleine Dialoge ausweiten: »Wie viele Kinder haben Sie?«, »Um wie viel Uhr kommt Ihre Frau?«, »Wie viele Wochen dauert Ihr Urlaub?« etc.. Wenn das Fragewort »wie viele« nicht verstanden wird – alle schwer betroffenen Aphasiker können W-Fragewörter schwer verstehen –, kann die Therapeutin zunächst mit ihren eigenen Fingern ihre Fragen beantworten, die der Patient evtl. korrigiert.

In der Therapie zeigt sich immer wieder, dass die Aktivierung der Handmotorik die Artikulation positiv beeinflusst.

6.3   Verbindung der Ziffern 1–6 mit ihren geschriebenen Namen (ein Würfel)

- **Zahlennamen: Wortlegen / Abschreiben / selbstständiges Schreiben / Lesesinn**

Der Ziffernstreifen mit den Ziffern 1–6 liegt auf dem Tisch. Patient und Therapeutin würfeln. Die jeweils gewürfelte Zahl wird von der Therapeutin ausgesprochen. Anschließend bietet sie dem Patienten die für den Namen dieser Zahl nötigen Buchstaben an und hilft ihm, diesen Namen zu legen. Vorgehen wie beim Grundprogramm: Abschreiben mit Einsetzen des betonten Vokals und selbstständiges Schreiben des Namens.

Während der Patient schreibt, hat auch die Therapeutin die Zahlennamen auf Streifen geschrieben. Sie bietet die Schriftstreifen wie Lose an; der Patient zieht einen Streifen und ordnet ihn – evtl. mithilfe der Therapeutin – den Ziffern zu und zeigt dabei mit den Fingern die entsprechende Zahl. Die Therapeutin bestätigt die richtige Zuordnung mündlich.

Das Vorgehen ähnelt dem Grundprogramm, fällt den Aphasikern aber schwerer, weil die Hilfe, die die Bilder beim Grundprogramm geben, fehlt: Der Patient kann weder die Ziffern noch deren geschriebene Namen ohne Mühe lesen. Deshalb muss die Therapeutin anfangs häufig helfen und dabei die Zahlen häufig nennen. Die Erfahrung hat aber gezeigt, dass die schriftliche Verbindung von Ziffern und ihren Namen meistens schneller wieder hergestellt werden kann als das auditive Verstehen und die gezielte mündliche Produktion der Zahlen.

6.4 Vergrößerung des Zahlenrepertoires bis 12 (zwei Würfel)

■ **Lesesinn Ziffern**

Der nächste Schritt ist das Würfeln mit zwei Würfeln. Die Therapeutin schreibt die Zahlen von 1–12 auf einen Streifen, die Würfelpunkte werden den entsprechenden Ziffern zugeordnet; weiteres Vorgehen wie vorher.

Dabei kann wieder eine Abkürzung eingeführt werden: Während die »5« durch Öffnen der Faust signalisiert wird, kann der Patient »10« anzeigen, indem er mit der flachen Hand kurz auf den Tisch schlägt.

6.5 Anbahnung der Addition (zwei Würfel)

■ **Rechnen**

Mit zwei Würfeln kann schon jetzt versucht werden, die Addition anzubahnen: z. B. kann die Ziffer 8 auf dem Schriftstreifen durch zwei Würfel mit fünf + drei Punkten bzw. zweimal vier Punkten erreicht werden. Als Einstieg eignen sich besonders gut zwei Würfel à »5«, weil die »10« einen hohen Signalwert hat. Die Addition über 10 hinaus muss evtl. durch das Zählen auf einer Skala dargestellt werden.

Sobald Patienten bemerken, dass sie zu derartigen Rechenoperationen fähig sind (und viele schwer Betroffene sind dazu fähig), steigt ihr Selbstwertgefühl.

6.6 Einstieg in das selbstständige Schreiben der Ziffern 1–12 (ab zwei Würfel)

■ **Selbstständiges Schreiben/unterstützte Addition**

Ein Streifen mit den Ziffern 1–12 liegt auf dem Tisch. Patient und Therapeutin würfeln abwechselnd mit zwei Würfeln. Der Patient zählt die Würfelpunkte und schreibt auf, was jeder gewürfelt hat. Dabei kann er zunächst einen Blick auf den Ziffern-Streifen werfen, sollte die Zahl aber nicht abschreiben, sondern sie anschließend selbstständig schreiben. Der Ziffern-Streifen wird nach einiger Zeit weggelassen. Nach drei Runden addieren Therapeutin und Patient gemeinsam die Ergebnisse.

6.7 Einstieg in die Artikulation der Zahlen

Zwischen den Zahlen bestehen starke assoziative Beziehungen, deshalb ist die gezielte Produktion einer Zahl sehr schwierig und muss vielseitig angebahnt werden. Ein erster Schritt ist das Reihensprechen.

6.7.1 Reihensprechen 1: zunächst bis 12, dann bis 20 (Ziffern-Karten)

■ **Artikulation mit visueller Unterstützung**

Wenn keine schwere Sprechapraxie vorliegt, ist selbst bei schweren Störungen die Artikulation der Zahlen beim Reihensprechen in vielen Fällen relativ gut erhalten. Die Therapeutin legt auf Karten geschriebene Ziffern (anfangs von 1–12, bald danach von 1–20) gemischt auf den Tisch und bittet den Patienten, sie der Reihe nach zu ordnen.

Wenn die Ziffern geordnet sind, schiebt der Patient jeweils eine Ziffern-Karte nach links und spricht dabei die Zahl aus (entweder mit der Therapeutin zusammen oder selbstständig). Ein bestimmter Rhythmus fördert dabei die Automatisierung.

Beim automatischen Reihensprechen gelingt den Patienten meistens, was ihnen beim gezielten Ansteuern einer Zahl noch lange Schwierigkeiten machen wird und eine spezielle Strategie erfordert: die vertauschte Reihenfolge der Zehner und Einer ab »13« (s. ▶ Abschn. 6.9).

6.7.2 Reihensprechen 2: bis 20 im Dialog (Ziffern-Karten)

■ **Artikulation mit visueller Unterstützung, Übung der Hemmung**

Die Ziffern-Karten 1–20 liegen in einer Reihe auf dem Tisch. Die Therapeutin erklärt dem Patienten, dass er und sie immer abwechselnd die Zahlen schieben und gleichzeitig sprechen werden. Sie sagt »eins« und schiebt die entsprechende Karte, der Patient sagt »zwei« und schiebt seine Karte.

Dabei fällt es dem Patienten oft schwer, eine Zahl nur dann zu produzieren, wenn er an der Reihe ist: Er spricht die Zahl aus, die eigentlich die Therapeutin sagen müsste. Erst allmählich lernt er, die automatischen Reflexe zu unterdrücken (zu hemmen).

6.7.3 Reihensprechen 3: bis 100 im Dialog (ohne Ziffern-Karten)

■ **Artikulation ohne visuelle Unterstützung, Übung der Hemmung**

Wenn ein Patient beim dialogischen Reihensprechen Fortschritte gemacht hat, können die Ziffernkarten weggelassen werden. Patient und Therapeutin produzieren die Zahlenreihe abwechselnd, allmähliche Erhöhung der Zahlenwerte bis 100.

Sobald dem Patienten der Einer-Zehner-Tausch unbewusst auch bei höheren Zahlen gelingt, können weitere Dialogvariationen eingeführt werden: Zweiersprünge, Dreiersprünge oder Rückwärtszählen, auch in Sprüngen. Noch eine Steigerung: Die Therapeutin springt mit ihren Zahlenvorgaben ständig hin und her, beginnt z. B. mit 72, geht dann zu 18, danach zu 43 etc., wobei der Patient nach jeder angebotenen Zahl Einer-, Zweier- oder Dreierschritte vorwärts oder rückwärts macht.

6.8 Einstieg in das auditive Verstehen der Zahlen (Memory-Karten)

■ **Lesesinn / auditives Verstehen / Nachsprechen mit visueller Unterstützung**

Wenn die Verbindung zwischen Ziffern und Zahlennamen teilweise angebahnt ist, kann – parallel zu jeder Stufe des Reihensprechens – durch ein Vorgehen, das dem Grundprogramm ähnelt, das auditive Verstehen der Zahlen intensiver geübt werden. Am besten eignen sich dafür Memory-Karten.

Die Therapeutin legt vier Ziffern-Karten (mit Zahlen in einer Höhe, die dem jeweiligen Stand des Patienten beim Reihensprechen entsprechen) auf den Tisch und lässt ihnen die auf Streifen geschriebenen Zahlennamen zuordnen. Dann lässt sie sich die Zahlennamen und danach die Ziffern-Karten zurückgeben und bittet den Patienten, jeweils beim Zurückgeben die Zahlen zu benennen (verzögertes Nachsprechen). Dieses Vorgehen kann mit immer höheren Zahlen geübt werden.

Sobald die Patienten mehr Sicherheit im Erkennen der Ziffern entwickeln, können die geschriebenen Zahlennamen weggelassen werden.

Evtl. gleich im Anschluss an diese Übung:

6.9 Einstieg in die gezielte mündliche Produktion der Zahlen (Memory-Karten)

■ **Strategie zur Einübung der Einer-Zehner-Reihenfolge**

Die Therapeutin legt drei Memory-Karten mit Ziffern in unterschiedlicher Höhe (z. B. 21, 37, 43) auf den Tisch und bittet den Patienten, ihr zu sagen, welche Karte sie nehmen soll.

Das Einer-vor-Zehner-Problem macht jedem Patienten große Schwierigkeiten: Er will vielleicht »37« sagen und erinnert sich, dass man mit den Einern beginnt, zählt also »eins, zwei, drei« bis »sieben« und stockt, weil ihm die »30« nicht einfällt. Also zählt er »zehn, zwanzig, dreißig« und stockt wieder, weil er nun die »7« nicht mehr abrufen kann.

Es dauert im Allgemeinen lange, bis Patienten die gebräuchliche Art der Zahlenproduktion wiedererworben haben. Bis dahin müssen sie sich daran gewöhnen, zuerst die Zehner zu produzieren, und zwar durch Hinzählen: »zehn, zwanzig, dreißig« (evtl. mit Handunterstützung). Anschließend zählen sie »einunddreißig, zweiunddreißig ...« bis »siebenunddreißig«. Wenn sie die »5« durch das Öffnen der Faust abrufen können, gelangen sie von »dreißig« sofort zu »fünfunddreißig« und müssen dann nur noch zwei Schritte weiter zählen.

Diese Strategie muss die Therapeutin mit ihnen immer wieder üben.

Nicht selten vermischen sie dabei die Zehner und zählen von »sechsundsechzig« zu »siebenundfünfzig« etc. Obwohl es immer um die gleichen Einerschritte geht, scheint das Zählen bei höheren Zahlen ab ca. 50 mehr Schwierigkeiten zu machen.

Nach einigen Artikulationsfortschritten ist eine Variation möglich: Die Memory-Karten liegen verdeckt auf dem Tisch: Der Patient deckt eine Karte auf und nennt sie. Das Aufdecken aktiviert.

Bei diesen Übungen werden häufig die Endsilben verwechselt: »fünf**zehn**« mit »fünf**zig**« etc., ein Zeichen, dass die Zahlennamen noch längere Zeit immer wieder geschrieben werden müssen.

6.10 Einstieg in das Diktatschreiben von Zahlen

- **Auditives Verstehen und gezieltes Schreiben der Ziffern**

Erfahrungsgemäß fällt es vielen Patienten lange Zeit sehr schwer, diktierte Zahlen zu schreiben, obwohl sie in anderen Situationen Zahlen aller Art schon selbstständig schreiben können.

Beispiel

Herr K. hat eben bei drei Würfelrunden mit 6 Würfeln souverän alle gewürfelten Zahlen notiert und die Ergebnisse für jede Person zügig addiert. Jetzt soll das Zahlendiktat beginnen. Die Therapeutin diktiert »drei«. Herr K. sieht sie verständnislos an und spricht erstaunt nach: »**drei? – drei** ...?«, so, als ob er diese Zahl noch nie gehört hätte. Die Therapeutin zeigt ihm drei Finger – sofort kann er die Zahl schreiben (s. auch ▶ Abschn. 1.2.2, S. 10).

Dieses Problem ist für Angehörige sehr schwer zu verstehen, weil sie nicht wissen, dass sich die Modalitäten aus Subsystemen zusammensetzen, die unabhängig voneinander gestört sein können bzw. sich gegenseitig stören.

Zahlendiktate sollten nur schrittweise gegeben werden: zuerst die Zahlen von 1–10; später von 10–20; danach vielleicht zunächst die Zehner von 10–100. Es empfiehlt sich, dass der Patient nach jedem diktierten Block die von ihm geschriebenen Zahlen vorliest, je nach seinem Können entweder bei »1« beginnend als Zahlenreihe, wobei er die jeweils genannte Zahl durchstreicht, oder in der Reihenfolge, wie sie diktiert worden sind (das ist schwerer).

6.11 Fazit

Praxiserfahrungen haben gezeigt, dass auch schwer betroffene Patienten auf die beschriebene Weise langsam zum selbstständigen Umgang mit Zahlen in allen Modalitäten kommen können, jedenfalls so weit, wie sie es innerhalb eines begrenzten Rahmens im Alltag brauchen. Bei der Arbeit mit Zeitungen gibt es viele Möglichkeiten, den Umgang mit Zahlen lebendiger zu gestalten (z. B. Wirtschaftsstatistiken, Wetterberichte, Wahlergebnisse etc.).

Die individuellen Fortschritte beim Umgang mit Zahlen entsprechen nicht immer den anderen sprachlichen Fortschritten: Manche schwer betroffenen Patienten können weit über die oben beschriebenen Therapieschritte hinausgelangen, können wieder mit höheren Zahlen umgehen und, bei weiteren Fortschritten, auch die verschiedenen Rechenarten meistern. Dieser Weg wird in anderen Büchern und Materialien beschrieben.

Arbeitsmaterialien

Luise Lutz

L. Lutz, *MODAK – Modalitätenaktivierung in der Aphasietherapie*,
DOI 10.1007/978-3-662-48207-0_7, © Springer-Verlag Berlin Heidelberg 2016

7.1   Befundbogen (◧ Abb. 7.1)

❯ Der Befundbogen ersetzt keinen Test. Er kann als Hilfsmittel von der Therapeutin eingesetzt werden, um die aphasischen Reaktionen während der Durchführung des Grundprogramms schnell und präzise zu notieren. Wenn sie den Befundbogen über einen längeren Zeitraum regelmäßig ausfüllt, kann sie die Fortschritte eines Patienten in Form einer Häufigkeitsverteilung dokumentieren.

Befundbogen			Datum:		
Name		Bild	Bild	Bild	Bild
Zeigen					
Zuordnen					
Zurückgeben	Schrift				
	Bilder				
Wortlegen	Substantiv				
	Verb				
Abschreiben	Substantiv				
	Verb				
Vokal Einsetzen	Substantiv				
	Verb				
Selbstständig Schreiben	Substantiv				
	Verb				
Dialog	Substantiv				
	Verb				
Bemerkungen					

◧ **Abb. 7.1** Befundbogen

7.2   Übersicht: ANLAUF (■ Abb. 7.2)

ANLAUF

- Zeigen je eines von 4 Bildern
  (»Zeigen Sie ...«)

- Zuordnen von Schriftstreifen
  (»Ziehen Sie ...«)

- Zurückgeben der Schriftstreifen
  (»Geben Sie mir ...«)

- Zurückgeben der Bilder
  (»Geben Sie mir ...«)

- Wortlegen
  (»Legen Sie ...«)

- Abschreiben des Wortes mit Einsetzen des betonten Vokals
  (»Schreiben Sie ...«)

- Selbstständiges Schreiben des gelegten Wortes
  (»Jetzt noch mal ...«)

ANLAUF

DIALOG

Schriftstreifen nochmal zuordnen

■ Abb. 7.2 ANLAUF

7.3   Übersicht: DIALOG-Fragen

- **Frage nach dem Objekt**
- Ther.: (zeigt auf » trinkt Kaffee«) »Sie trinkt ... – trinkt sie **Tee**? – sie trinkt ...«
  Pat.: »<u>Kaffee</u>«

- **Frage nach dem Verb**
- ■ **3. Person Singular Präsens**
- Ther.: (zeigt auf »trinkt Kaffee«): »Sie macht was mit Kaffee – **kocht** sie Kaffee? – sie ...«
  Pat.: »<u>trinkt</u> Kaffee«

- ■ **Perfekt**
- Ther. (zeigt auf »spielt Tennis«): »Sie spielt jeden Tag Tennis. Gestern auch. Sie hat ...?«
  Pat.: »Tennis <u>gespielt</u>«

- ■ **1. Person Singular Präsens**
- Ther. (zeigt auf »spielt Tennis«): »Steffi, was machst du gerade? – Ich ...«
  Pat.: »<u>spiele</u> Tennis«

- ■ **1. Person Singular Perfekt**
- Ther. (zeigt auf »spielt Tennis«): »Steffi, spiel doch mal Tennis! – Ich ...«
  Pat.: »<u>habe</u> Tennis gespielt«

- **Frage nach dem Subjekt**
- Ther. (zeigt auf »Lena« und »Hanno«): »Lena gießt Blumen. Gießt Hanno auch Blumen?«
  Pat.: »Nein, <u>Hanno liest Zeitung</u>.«

- **Addition von 2 Sätzen**
- Ther. (zeigt auf ein Bild): »Er ...?«
  Pat.: »**putzt Schuhe**«
- Ther. (zeigt auf ein anderes Bild): »und sie ...?«
  Pat.: »**hört Musik**«

7.4 Übersicht: Satzerweiterungen

- **Satzerweiterungen ohne Wortumstellung**
- ■■ **Addition am Satzanfang**
- ▬ Bestätigung: »natürlich« / »selbstverständlich« / »ich weiß« etc.
  Ther.: »Hackt Jan wirklich Holz?«
  Pat.: **»Natürlich – Jan hackt Holz.«**

- ■■ **Addition am Satzende**
- ▬ Präpositionale Ergänzung:
  - ▬ Dativ:
    Ther.: »Wäscht Paul das Auto im Garten?«
    Pat.: **»Paul wäscht das Auto im Hof.«**
  - ▬ Akkusativ:
    Ther.: »Fährt Nina das Auto in die Werkstatt?«
    Pat.: **»Nina fährt das Auto in die Garage.«**
- ▬ Negation 1:
  Ther. (stellt eine nicht zum Bild passende Frage):
  »Duscht Lena?
  Pat.: **»Lena duscht nicht, Lena badet.«**

- **Satzerweiterungen mit Wortumstellung**
- ■■ **Fragen**
  (Ther. zeigt jeweils auf ein Bild)
- ▬ Frage 1:
  Ther.: »Jetzt fragen Sie mich: Duscht Lena?«
  Pat.: **»Duscht Lena?«**
  Ther.: »Ja, das tut sie.«
- ▬ Frage 2:
  Ther.: »Jetzt fragen Sie mich: Hört Lara Musik?«
  Pat.: **»Hört Lara Musik?«**
  Ther.: »Ja, das tut sie.«

- ■■ **Negation 2**
- ▬ Ther. (stellt eine nicht zum Bild passende Frage):
  »Gießt Lars Blumen?«
  Pat.: **»Lars gießt nicht Blumen, Lars sammelt Pilze.«**

- ■■ **Addition am Satzanfang**
- ▬ Adverb: (manchmal / meistens / vielleicht / morgens etc.)
  Ther.: »Füttert Eva sonntags das Baby?«
  Pat.: **»Sonntags füttert Olaf das Baby.«**
- ▬ Präpositionale Ergänzung: (am Morgen/am Sonntag)
  Ther.: »Trinkt Anna am Morgen Milch?«
  Pat.: **»Am Morgen trinkt Anna Kaffee.«**
- ▬ Zusätzliche Satzerweiterungen am Satzanfang, in der Satzmitte und am Satzende
  Ther.: »Was machen diese Leute gern?«
  Pat.: **»Am Abend liest mein Kollege Hanno gern Zeitung im Bett / Am Sonntag spielt mein Bruder Robert gern Schach im Club ...«**

- **Konjugation**
- ■■ **Verschiedene Personalformen im Präsens**
- ▬ 3. Person Plural:
  The.: »Hören Tom und Felix Musik? Sie ...«
  Pat.: **»spielen Schach«**
- ▬ 1. Person Plural:
  Ther.: »Tom und Felix, hört ihr Musik?«
  Pat.: **»Nein, wir spielen Schach.«**
- ▬ 2. Person Singular:
  Ther.: »Fragen Sie mich: Tom, fährst du Rad?«
  Pat.: **»Tom, fährst du Rad?«**
  Ther.: »Ja, das tue ich.«
- ▬ 2. Person Plural:
  Ther.: »Jetzt fragen Sie mich: Tom und Felix, kommt ihr?«
  Pat.: **»Tom und Felix, kommt ihr?«**
  Ther.: »Ja, das tun wir.«

- **Nebensätze**
- ■■ **Gleichzeitigkeit**
- ▬ Ther.: »Was machen die beiden gleichzeitig? Während ...«
  Pat.: **»Während Anna Kaffee trinkt, liest Hanno Zeitung.«**

- ■■ **Einfache dass-Sätze**
- ▬ Ther.: »Wäscht Paul wirklich das Auto?«
  Pat.: **»Ja, ich weiß, dass Paul das Auto wäscht.«**

- **Ohne Bilder**
- ▬ Ther.: »Was macht sie, wenn sie fertig ist?«
  Pat.: **»Sie ... schläft.«**
- ▬ Ther.: »Was hat sie vorher gemacht?«
  Pat.: **»Sie ... hat Kaffee getrunken.«**

Die MODAK-Bilder

Luise Lutz

L. Lutz, *MODAK – Modalitätenaktivierung in der Aphasietherapie*,
DOI 10.1007/978-3-662-48207-0_8, © Springer-Verlag Berlin Heidelberg 2016

Die hier abgedruckten Bilder sind für den Einstieg in das Vorgehen nach dem MODAK-Konzept gedacht. Für die längerfristige Arbeit nach diesem Konzept sollten die Therapeuten möglichst selbst zusätzliche Situationsbilder sammeln und entsprechend zusammenstellen, da die Patienten durch neue Bilder immer wieder neu angeregt werden.

- **Sätze mit Verb + Objekt ohne Artikel (◧ Abb. 8.1a-m)**

Sie sind nach den Prinzipien des GP-Vorgehens zusammengestellt: In jeder Vierergruppe haben die Objektnamen unterschiedliche Anfangslaute und Hauptvokale, und auch die Verben sind unterschiedlich:

- (a) trinkt Kaffee; spielt Tennis; hackt Holz; isst Suppe
- (b) spielt Ball; trinkt Tee; isst Fisch; kocht Suppe
- (c) trinkt Wasser; fängt Fische; spielt Golf; gießt Blumen
- (d) isst Salat; trinkt Milch; backt Brot; putzt Schuhe
- (e) spielt Schach; putzt Silber; trinkt Cola; isst Nudeln
- (f) hütet Schafe; trinkt Sekt; spielt Geige; backt Kuchen
- (g) kauft Karten; trinkt Bier; sägt Holz; harkt Laub
- (h) spielt Bass; putzt Fenster; liest Zeitung; isst Kuchen
- (i) trinkt Saft; raucht Pfeife; kauft Birnen; spielt Fußball
- (j) spielt Karten; trinkt Wein; schneidet Brot; kauft Schuhe
- (k) spielt Klavier; sammelt Pilze; macht Fotos; kauft Blumen
- (l) spielt Harfe; backt Kekse; malt Wolken; kocht Nudeln
- (m) kocht Kaffee; pflückt Erdbeeren; wäscht Socken; brät Würstchen

- **Sätze mit Verb + Objekt mit Artikel (◧ Abb. 8.2a-m)**

Diese Bilder werden erst eingesetzt, wenn die Patienten fähig sind, Artikel ohne zu große Mühe abzurufen. Die Zusammenstellung entspricht dem ersten Block; die zu einer Vierergruppe gehörenden Artikel sind gleich:

- (a) mäht den Rasen; liest den Brief; packt den Koffer; badet den Hund
- (b) füttert die Katze; putzt die Treppe; bringt die Post; gießt die Blumen
- (c) wäscht das Auto; füttert das Pferd; näht das Kleid; steuert das Boot
- (d) bringt ein Paket; kauft ein Hemd; singt ein Lied; liest ein Buch
- (e) zieht einen Wagen; brät einen Fisch; trägt einen Korb; baut einen Turm
- (f) isst eine Banane; trägt eine Leiter; malt eine Sonne; kauft eine Uhr
- (g) kämmt die Haare; schneidet die Hecke; putzt die Brille; füttert die Vögel
- (h) badet das Baby; bügelt das Hemd; öffnet das Tor; schiebt das Auto
- (i) bürstet den Mantel; malt den Berg; trägt den Koffer; füttert den Hund
- (j) isst ein Hähnchen; kauft ein Eis; malt ein Bild; gräbt ein Loch
- (k) schmückt den Baum; schiebt den Kinderwagen; repariert den Motor; packt den Rucksack
- (l) füllt die Waschmaschine; kauft die Zeitung; bürstet die Hose; malt die Blume
- (m) bindet den Kranz; wechselt den Reifen; schnitzt den Stock; pflanzt den Baum

- **Sätze mit Verben ohne Objekt (◧ Abb. 8.3a-c)**

Diese Bilder können frühestens in der Therapiestufe 2 eingesetzt werden. Sie sollten in jedem Viererblock unterschiedlich sein und sich lautlich gut unterscheiden. Nur Verben, die mit »haben« konjugiert werden, sind für diese Therapiestufe geeignet.

- (a) lacht; trinkt; badet; kegelt
- (b) duscht; kocht; fegt; klingelt
- (c) schläft; malt; angelt; tankt

- **Sätze mit Partikelverben (◧ Abb. 8.4a-e)**

Diese im Deutschen häufig vorkommenden Verben können nur mit weniger schwer betroffenen Patienten geübt werden, sind daher im Grundprogramm nicht anwendbar. Entsprechende Übungen sind unter Grammatik-Dialogen (▶ Abschn. 4.3.2, »Partikelverben«) zu finden: Sie können durch diese Bilder eingeführt und unterstützt werden. Die Bilder repräsentieren nur Sätze mit betonten, d. h. abtrennbaren Partikeln, die in jeder Vierergruppe unterschiedlich sein sollten.

- (a) zieht den Mantel an; gießt den Tee ein; spannt den Schirm auf; bindet den Schuh zu
- (b) hängt die Wäsche auf; zündet die Kerze an; gießt die Milch ein; rührt die Suppe um
- (c) packt das Paket aus; macht das Fenster zu; hängt das Bild auf; bindet das Tuch um
- (d) schneidet die Torte an; trocknet den Teller ab; steckt den Brief ein; setzt den Hut auf
- (e) macht die Flasche auf; pustet die Kerze aus; schließt die Tür ab; pflanzt die Blume ein

- **Sätze mit Verben, die mit »sein« konjugiert werden (◧ Abb. 8.5a,b)**

Diese Verben fallen Patienten, die mit dem Grundprogramm üben, im Allgemeinen sehr schwer. Die Therapeuten müssen selbst abschätzen, wann sie geübt werden können. In ▶ Abschn. 4.3.2 (»Perfekt mit Hilfsverb ›sein‹«) sind einige Übungsbeispiele zu finden.

- (a) reitet; läuft; rudert; schwimmt
- (b) fährt Auto; fährt Rad; fährt Motorrad; fährt Schlitten
(nicht als Vierergruppe einsetzen)

- **Diverse »unsortierte« Bilder (⬛ Abb. 8.6a-g)**

Sie können in der Zusammenstellung, in der sie hier abge-
druckt sind, keine Vierergruppe bilden, sondern sind als
Ergänzung des gesamten Bildmaterials gedacht. Sie sollten
mit anderen Bildern, die gleiche Satzstrukturen repräsentieren, kombiniert werden.

- (a) hört Radio; brät Eier; spielt Gitarre; pflückt (die)
  Birnen
- (b) spielt Flöte; isst (ein) Eis; trinkt Limo;
  hört Musik
- (c) putzt die Nase; wäscht die Haare; öffnet die Dose;
  füttert die Hühner
- (d) schneidet die Haare; föhnt die Haare;
  streicht die Wand; genießt die Sonne
- (e) malt ein Haus; sieht einen Film; töpfert eine Vase;
  streicht einen Zaun
- (f) wirft Münzen in den Brunnen; stellt Blumen in die
  Vase; wirft Steine ins Wasser; stellt Tassen in den
  Schrank
- (g) fällt die Tanne; putzt das Rad; repariert das Radio;
  führt den Hund aus

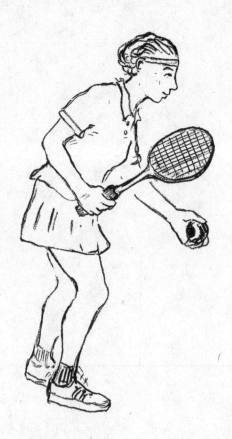
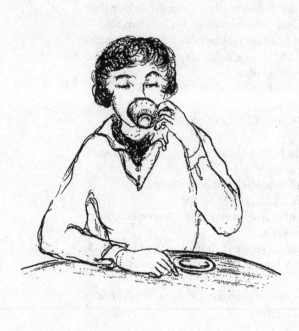
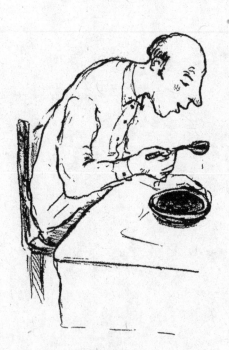
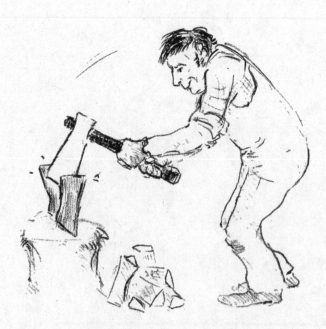

□ **Abb. 8.1a–m** MODAK-Bilder: Sätze mit Verb + Objekt ohne Artikel

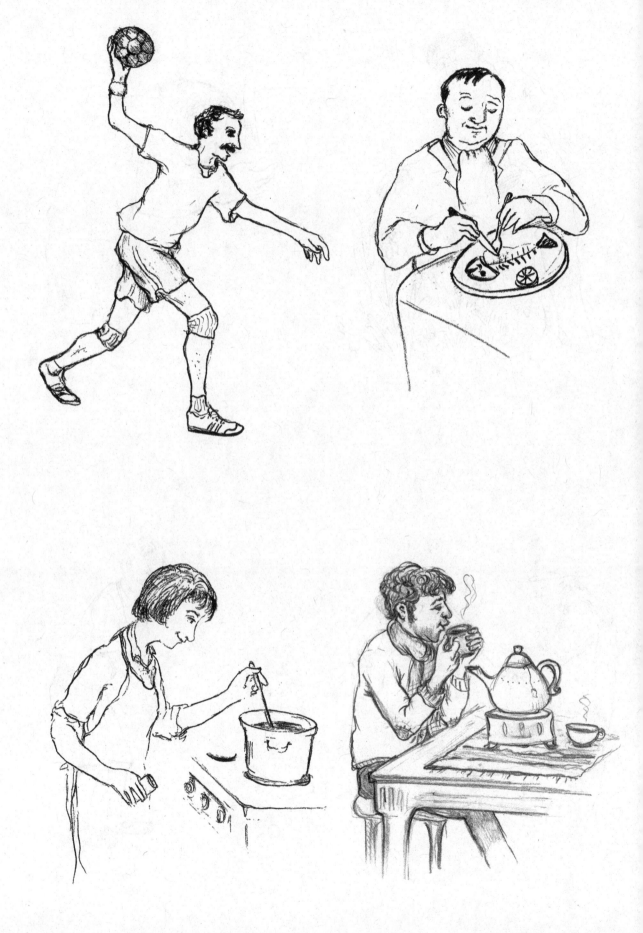

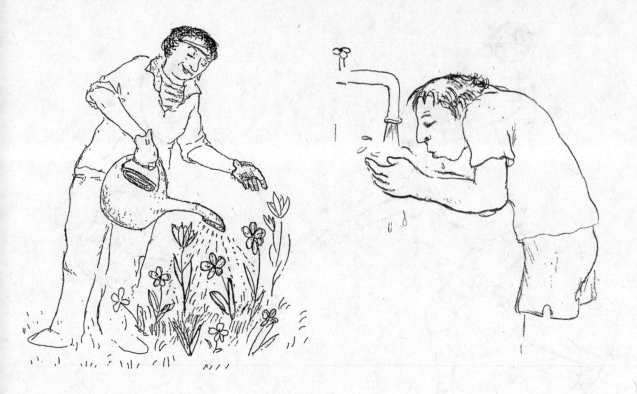

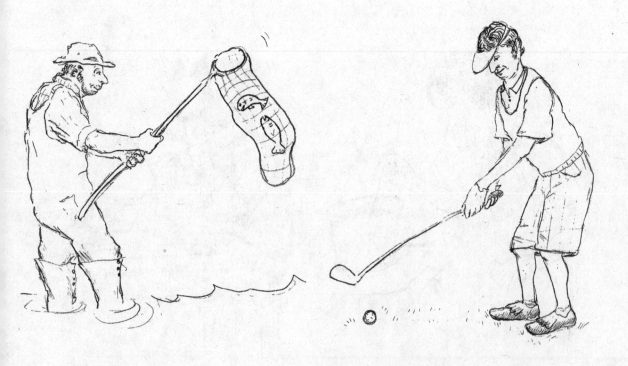

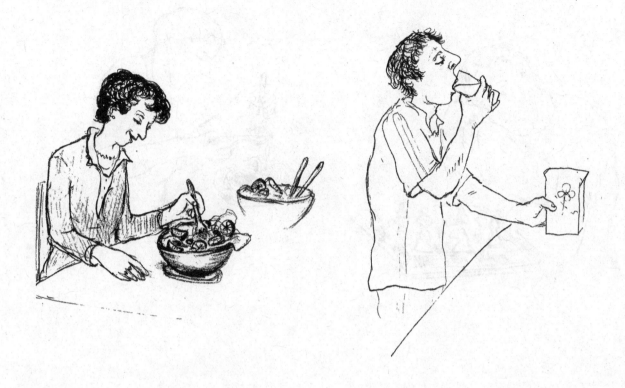
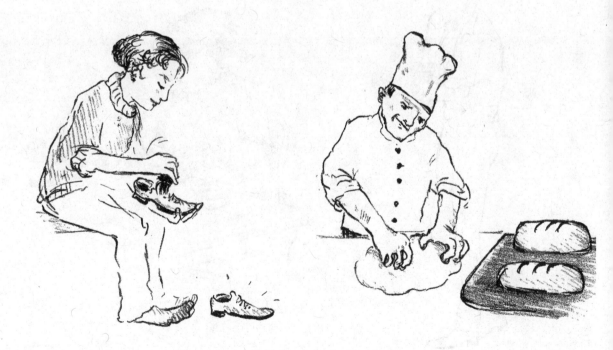

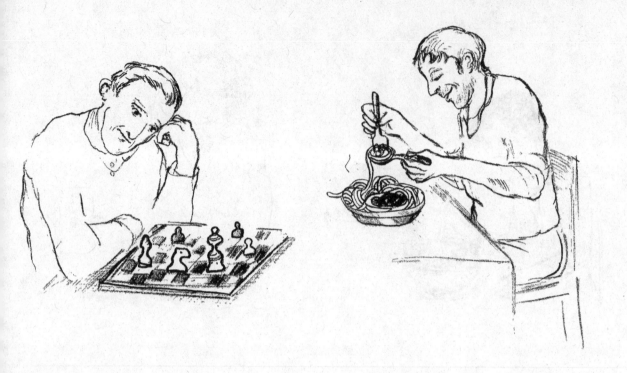

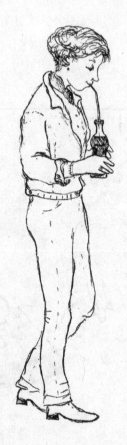

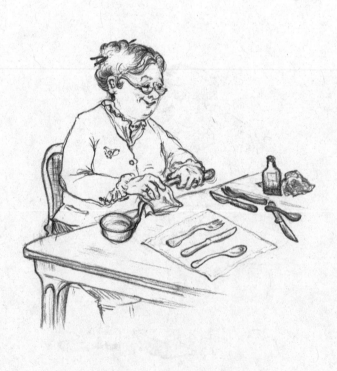

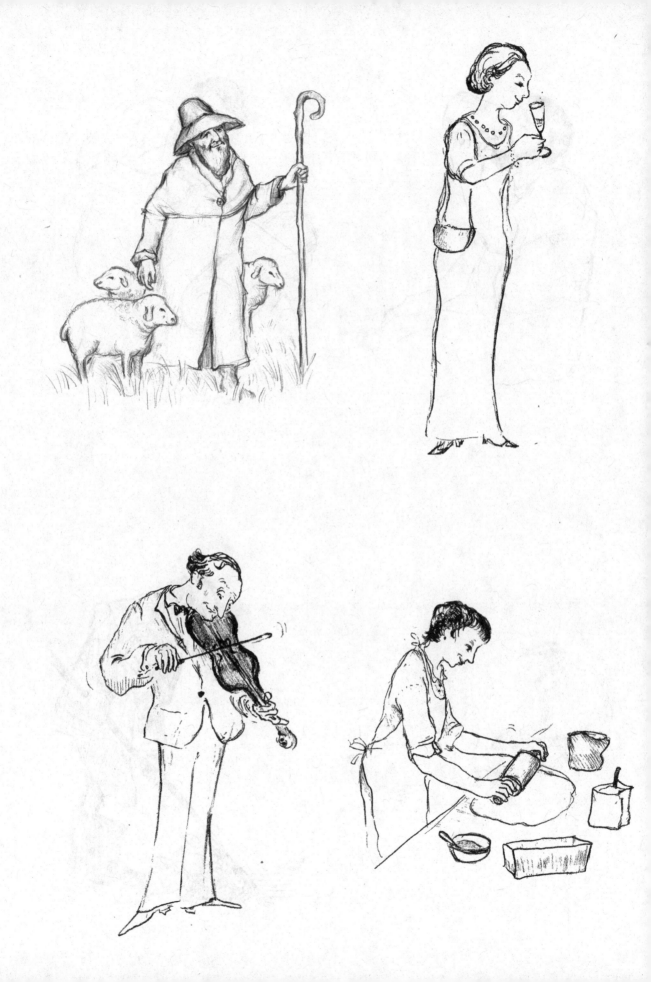

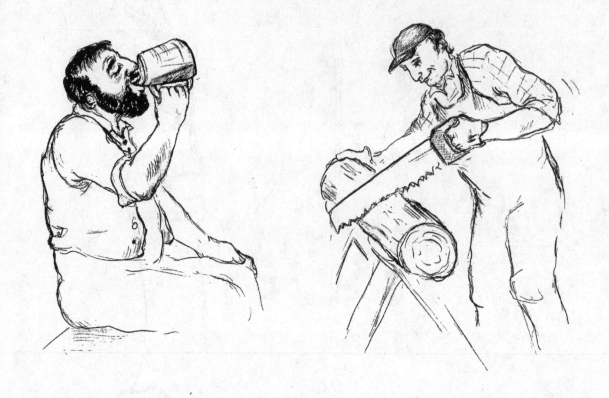

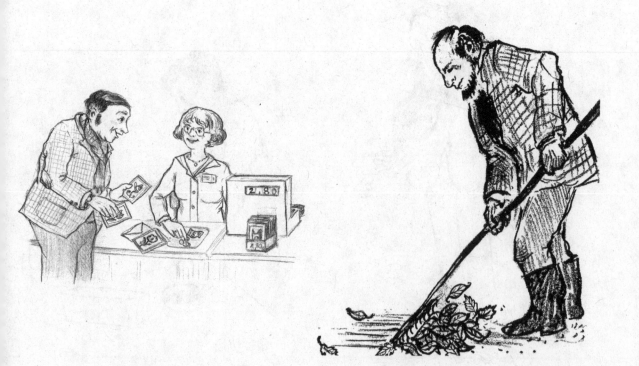

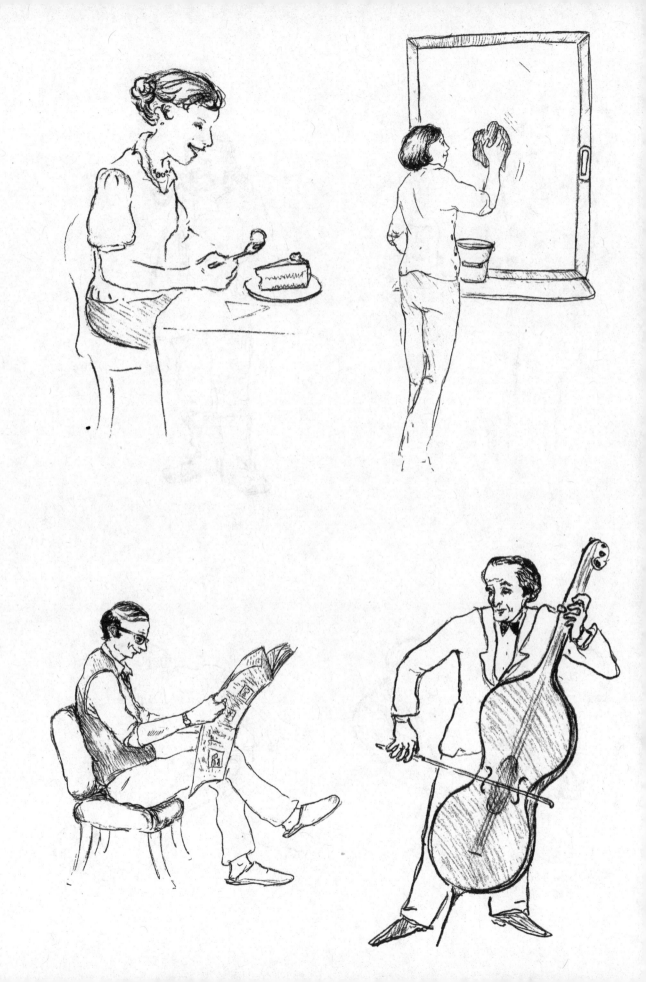

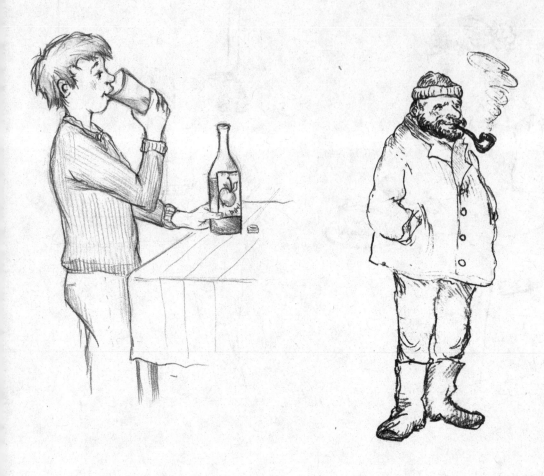
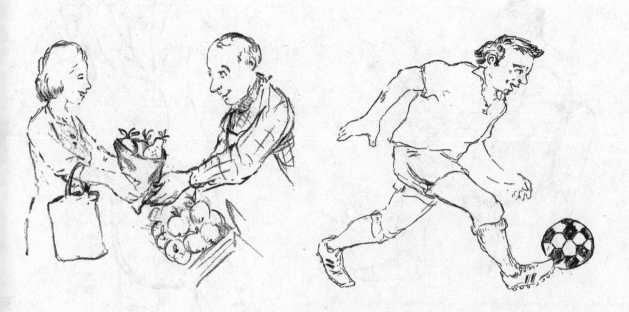

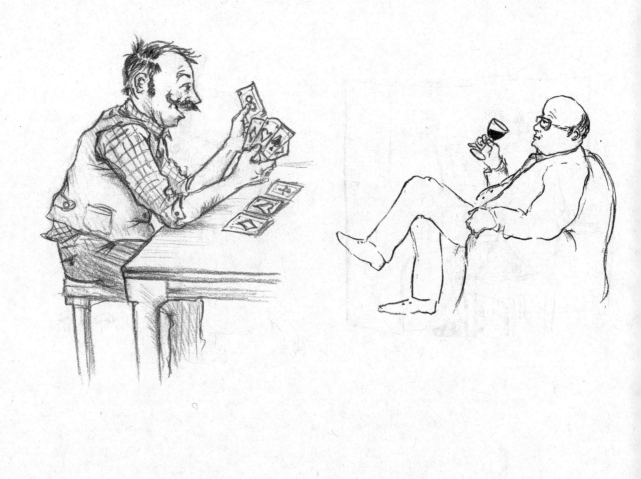
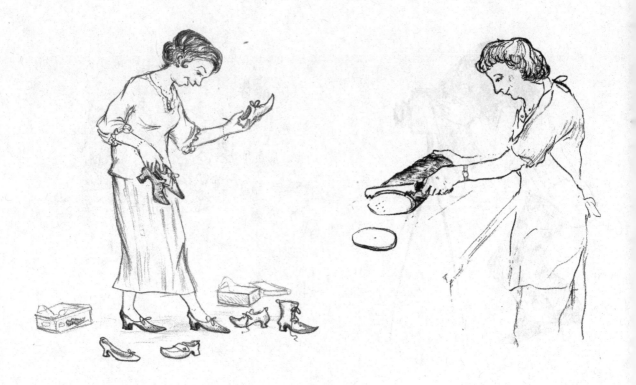

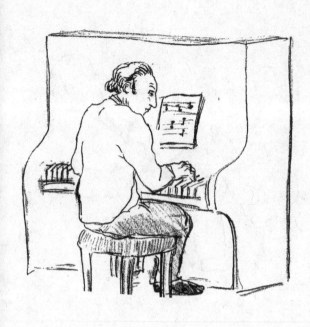

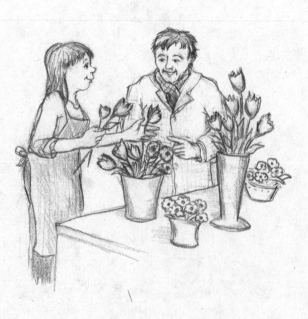

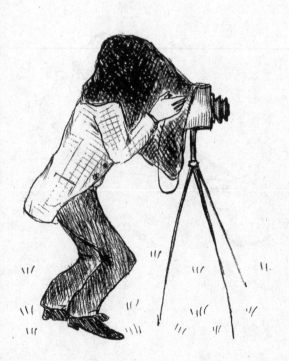

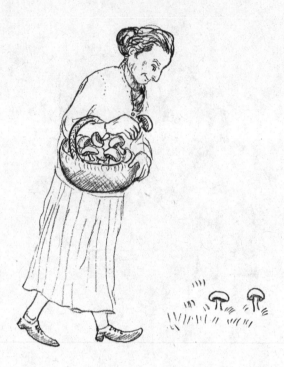

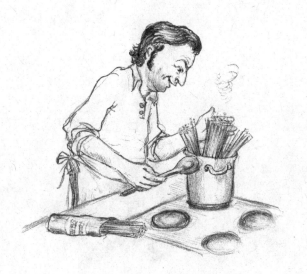

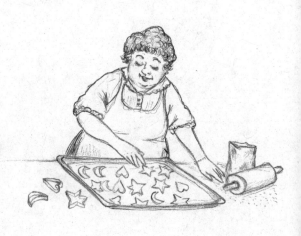

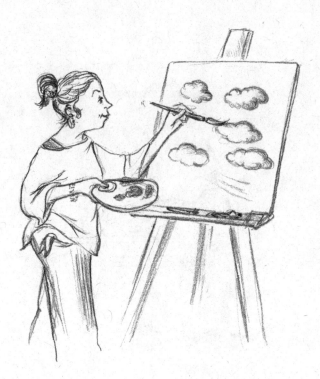

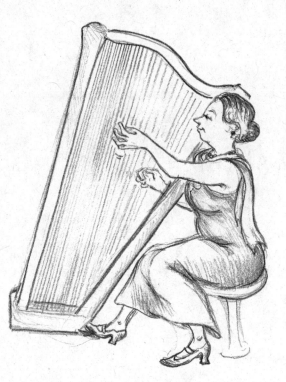

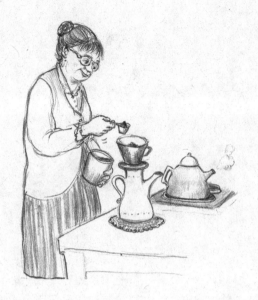

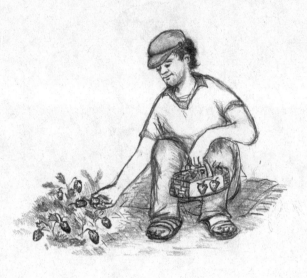

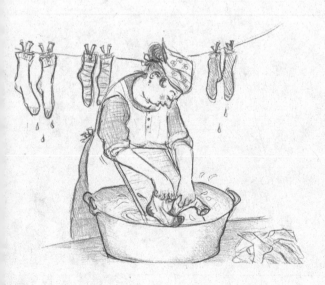

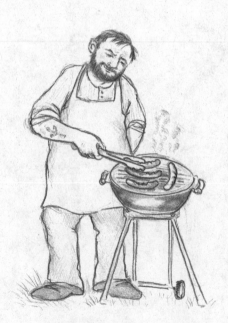

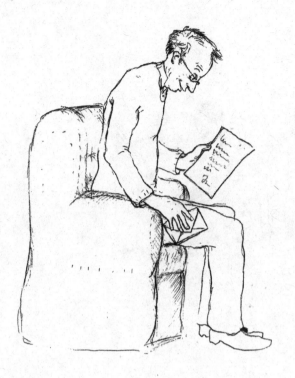
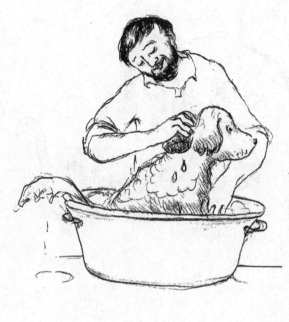
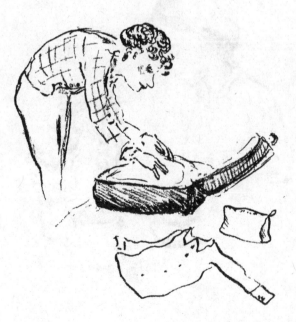
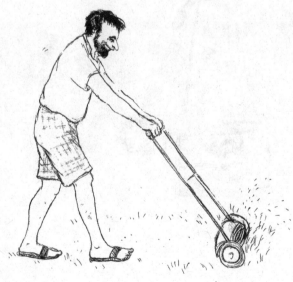

■ **Abb. 8.2a–m** MODAK-Bilder: Sätze mit Verb + Objekt mit Artikel

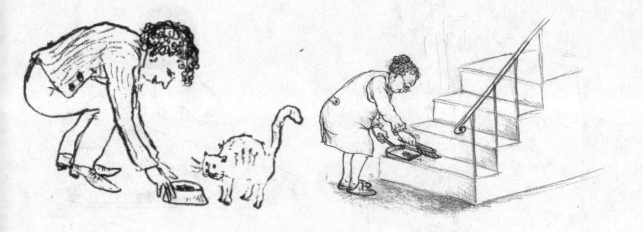

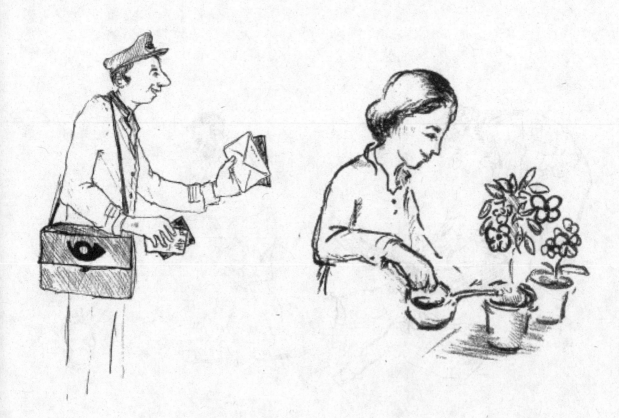

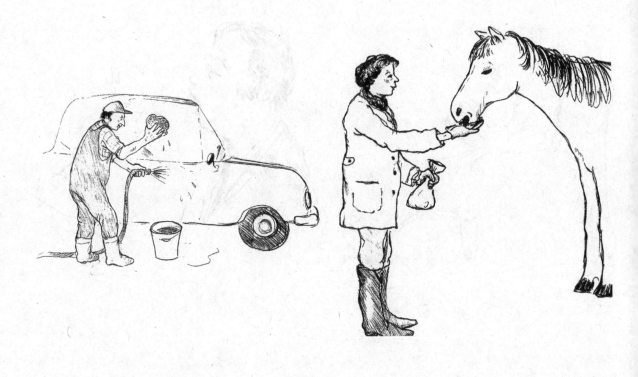

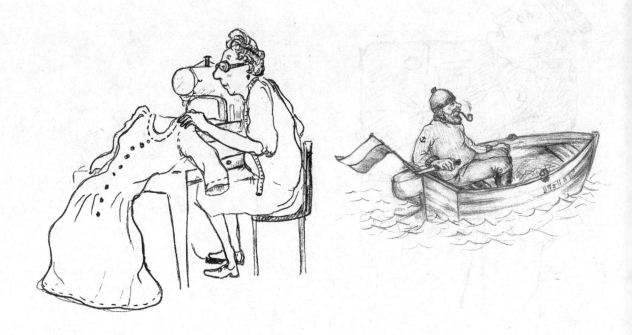

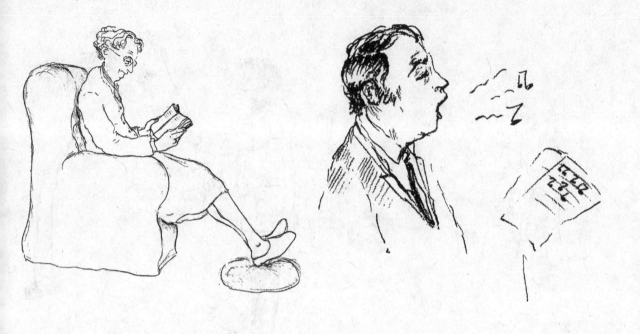
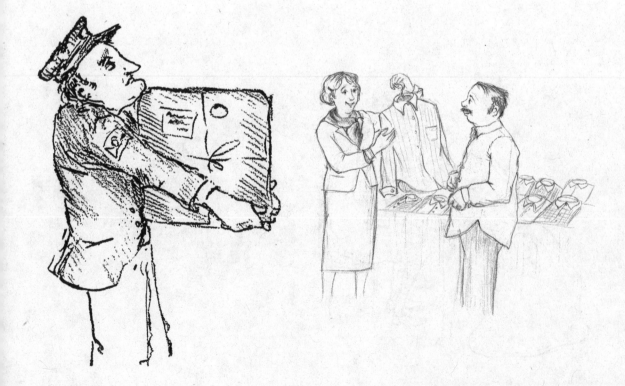

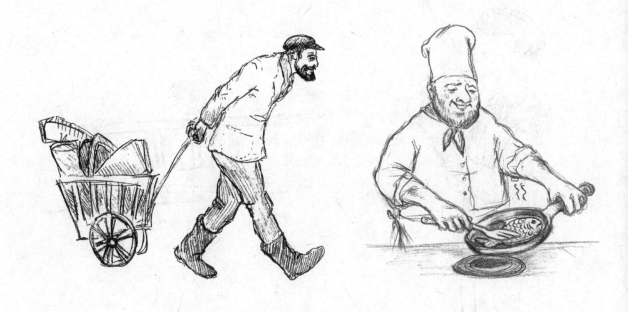

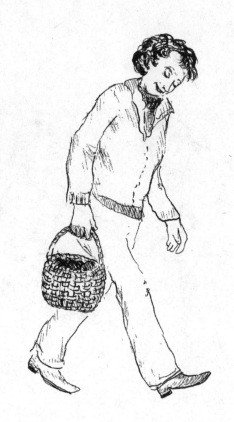

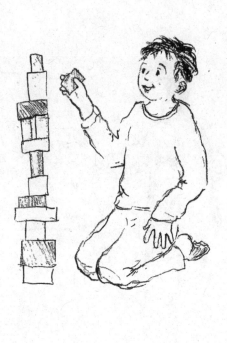

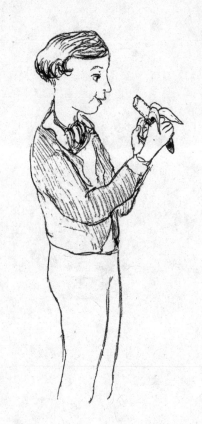

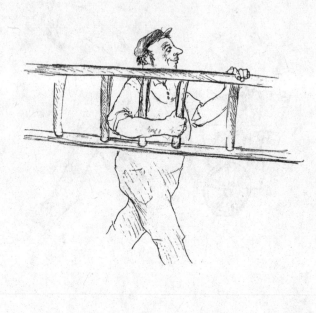

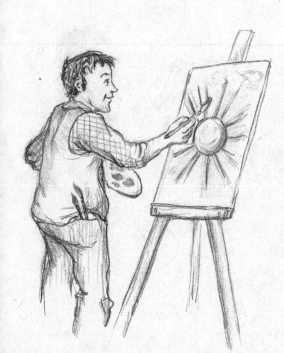

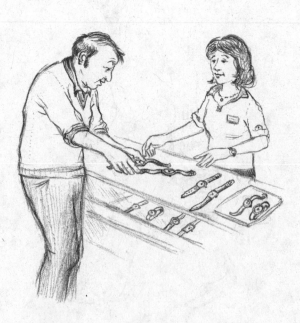

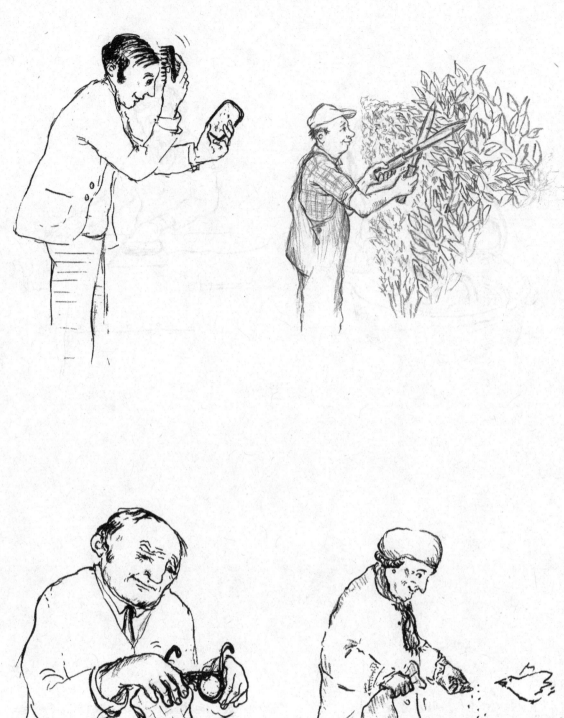
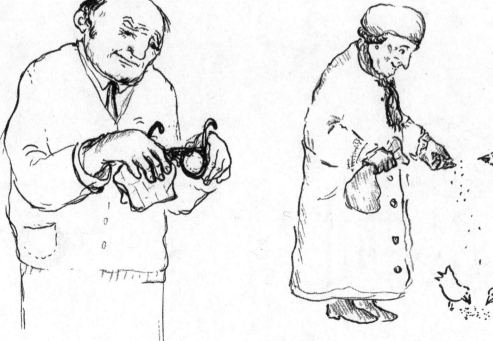

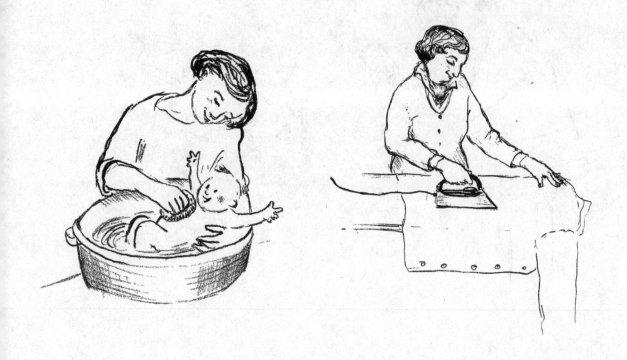

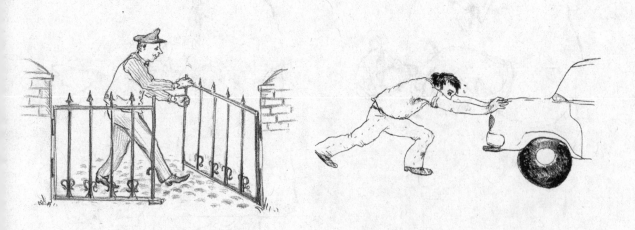

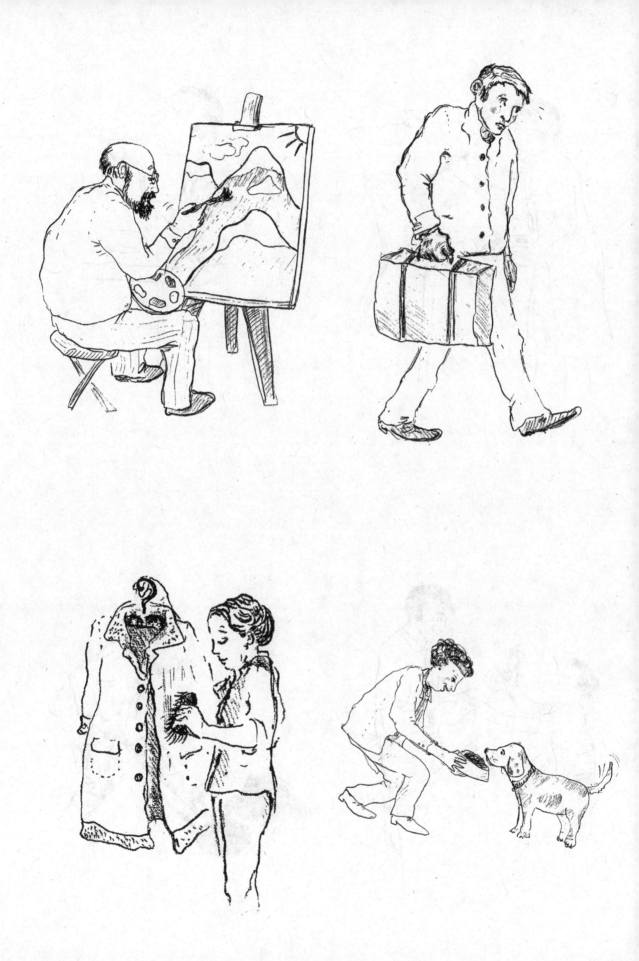

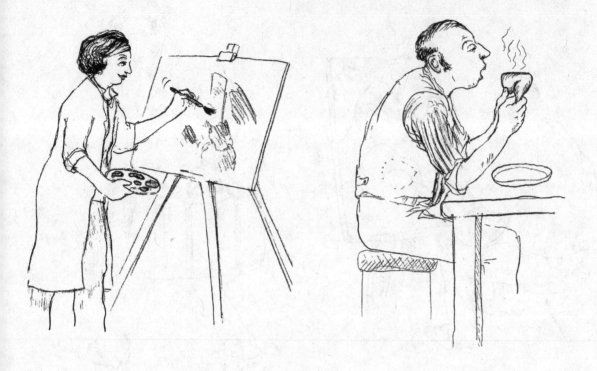

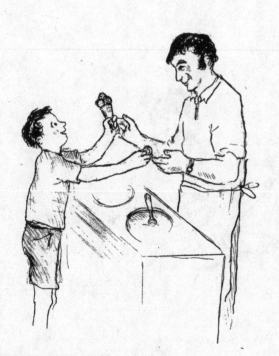

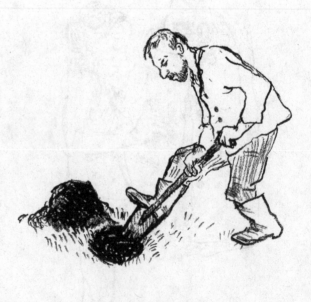

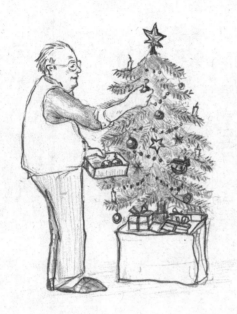

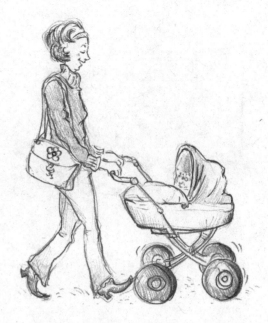

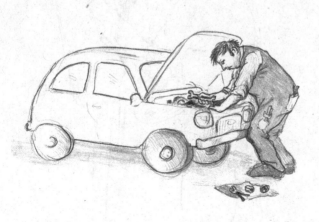

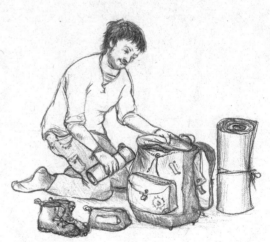

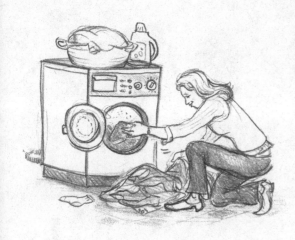

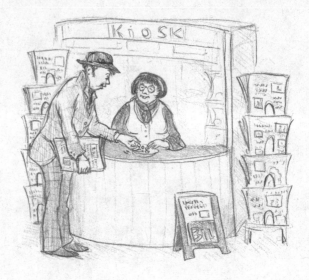

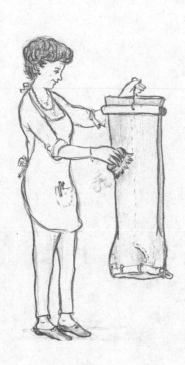

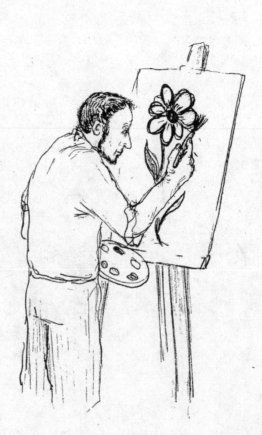

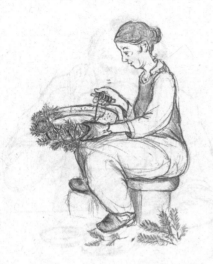

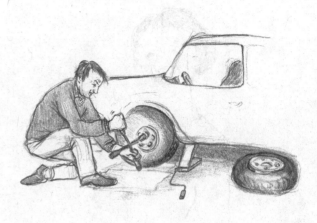

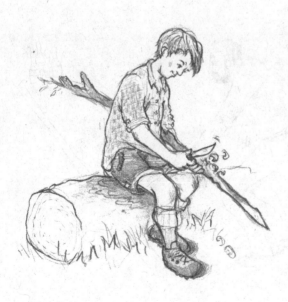

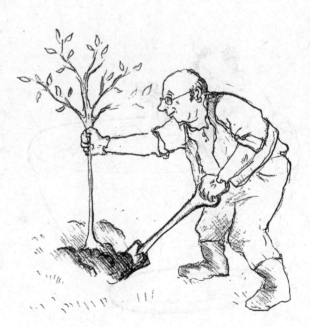

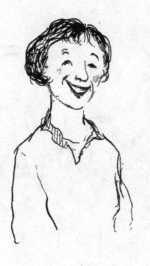
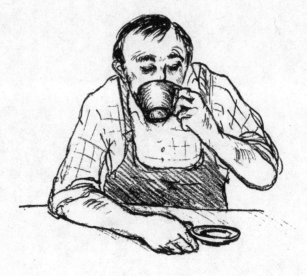
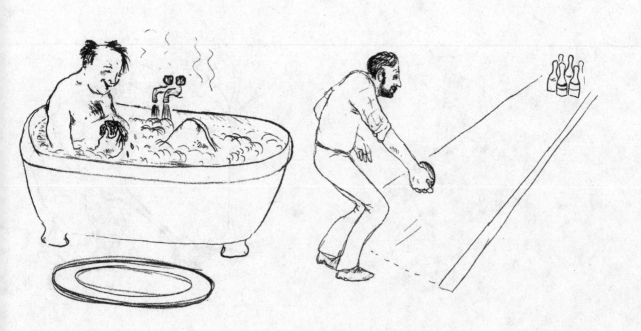

■ **Abb. 8.3a–c** MODAK-Bilder: Sätze mit Verben ohne Objekt

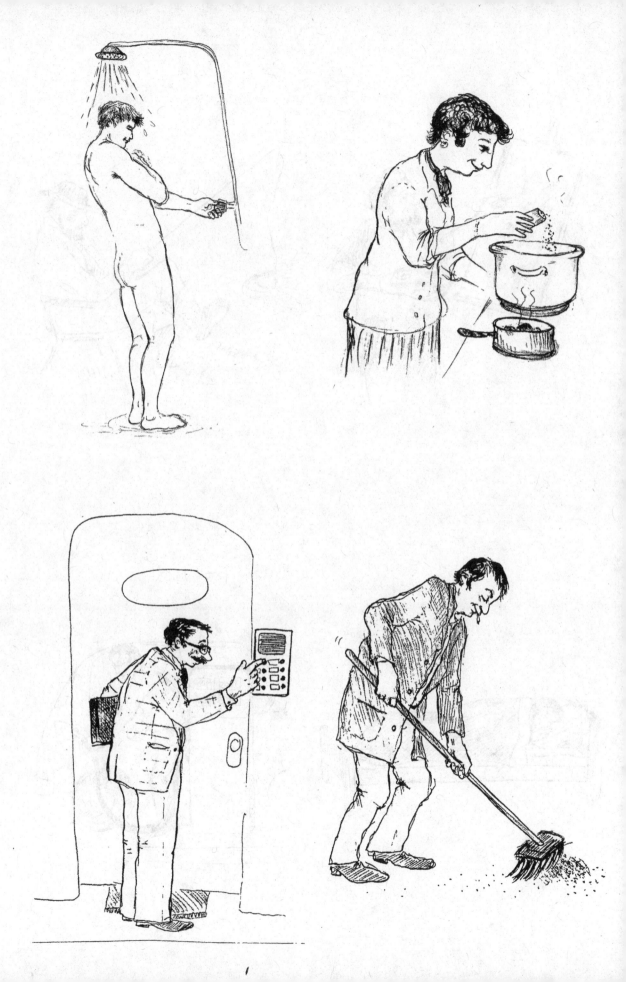

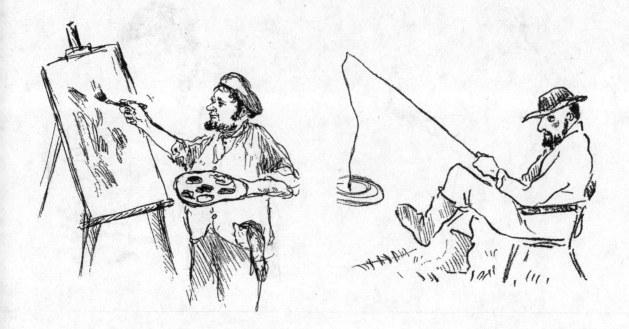

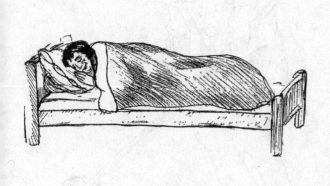

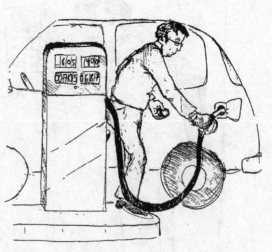

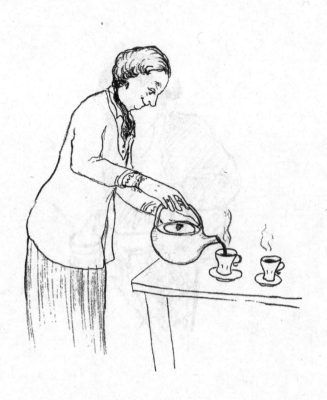

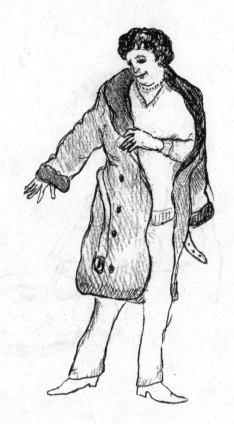

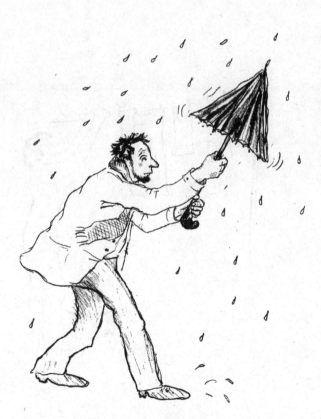

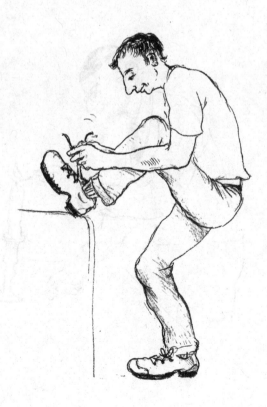

◾ **Abb. 8.4a-e** MODAK-Bilder: Sätze mit Partikelverben

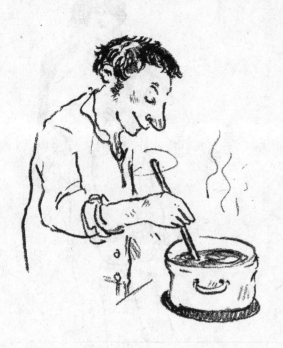 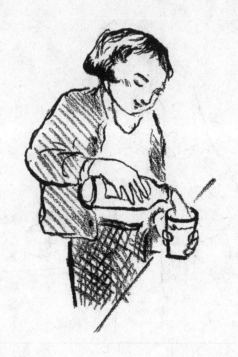

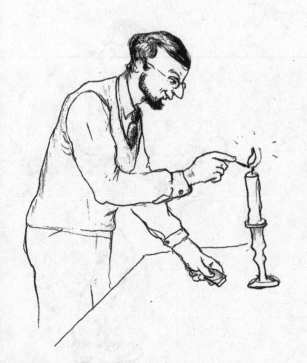 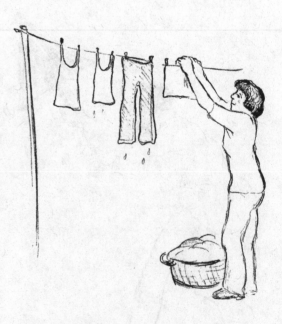

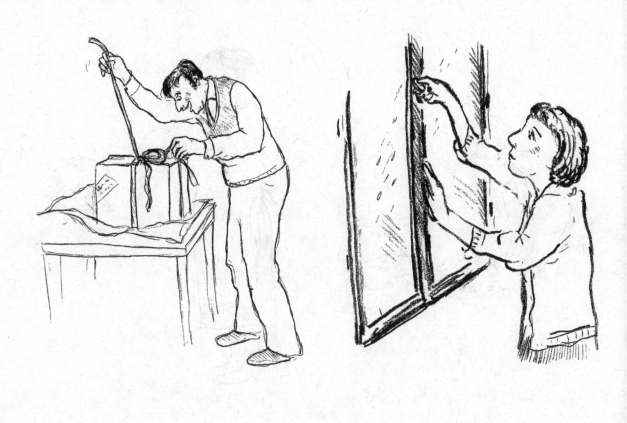
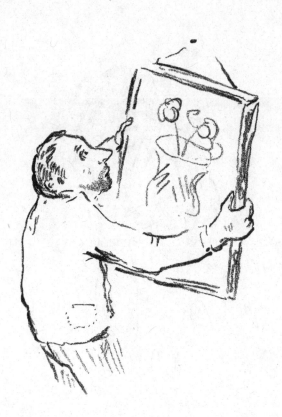
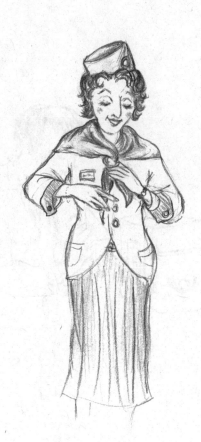

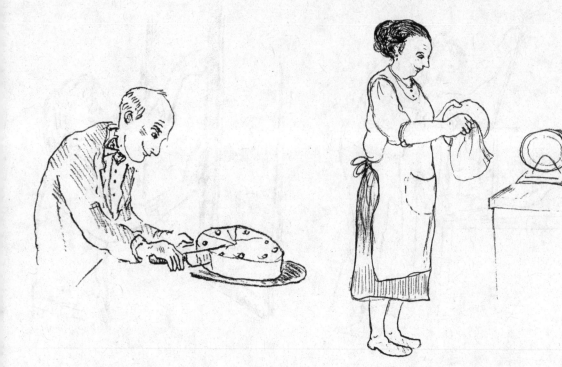

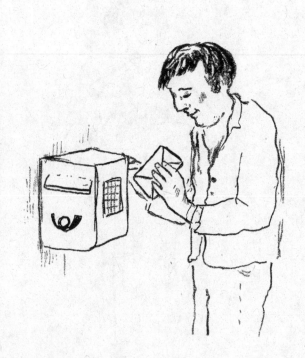

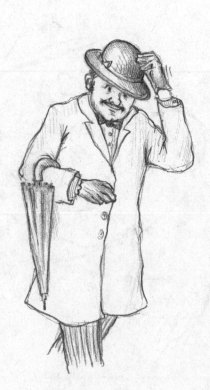

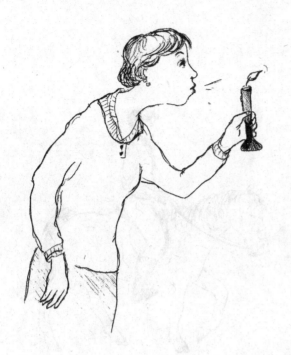

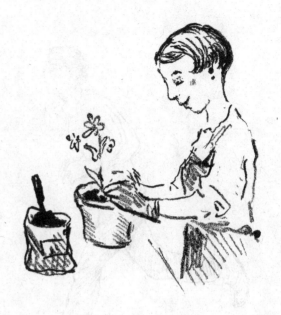

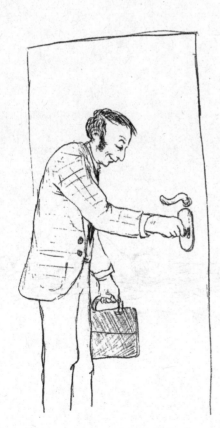

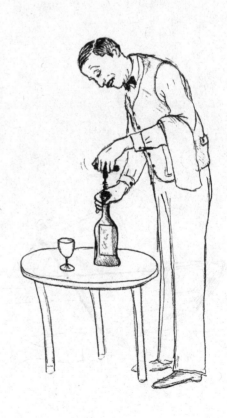

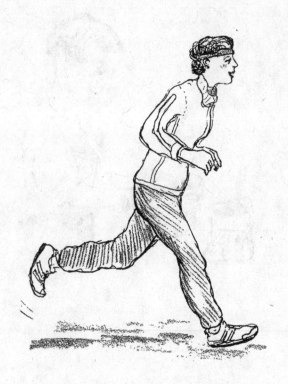
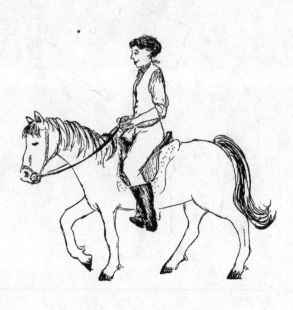
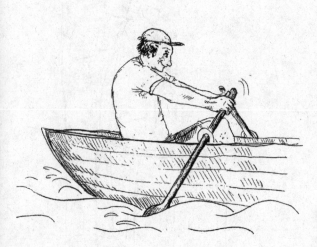
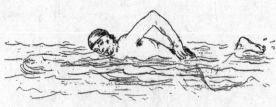

◻ **Abb. 8.5a,b** MODAK-Bilder: Sätze mit Verben, die mit »sein« konjugiert werden

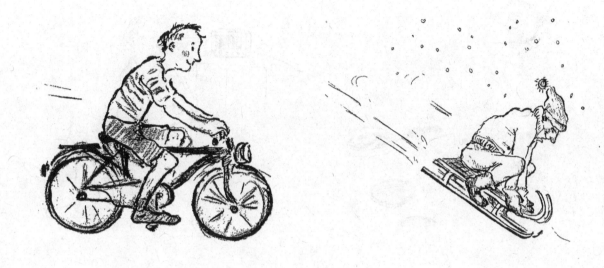

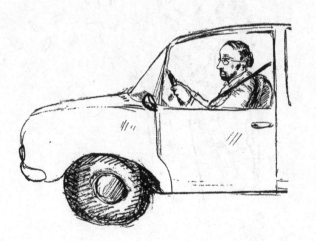

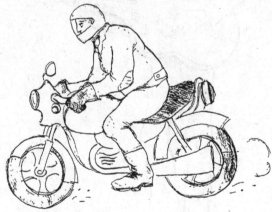

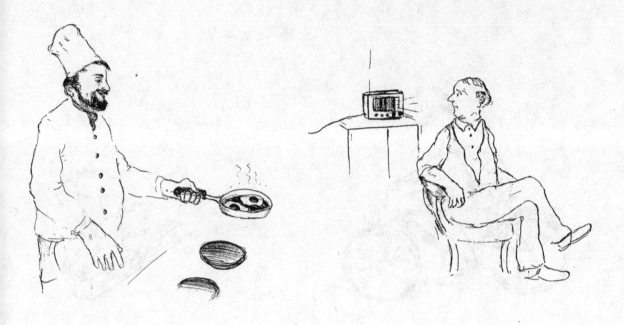

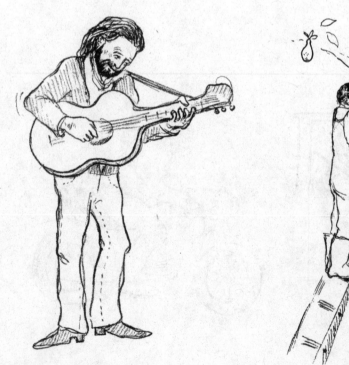
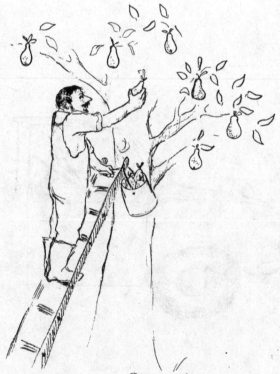

☐ **Abb. 8.6a–g** MODAK-Bilder: Diverse »unsortierte« Bilder

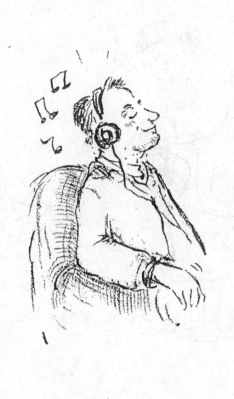

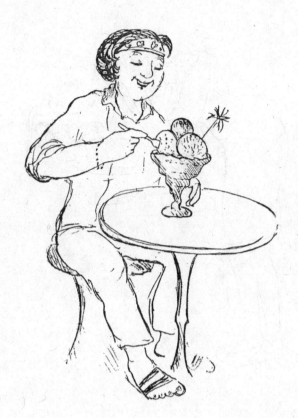

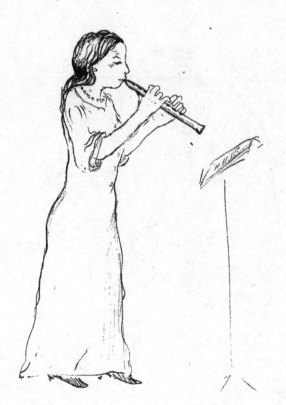

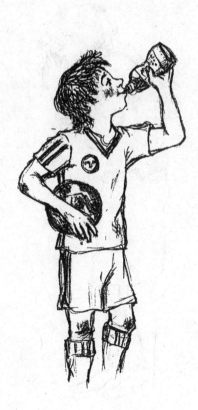

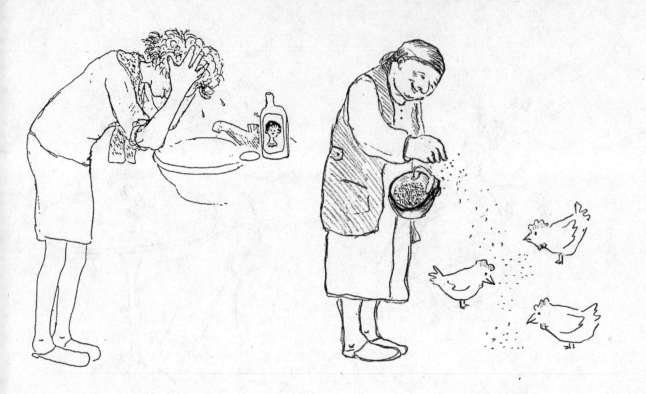
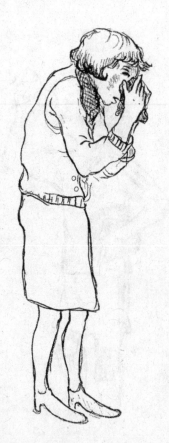
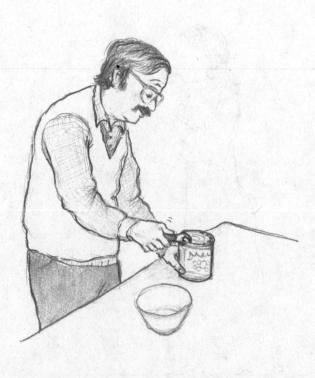

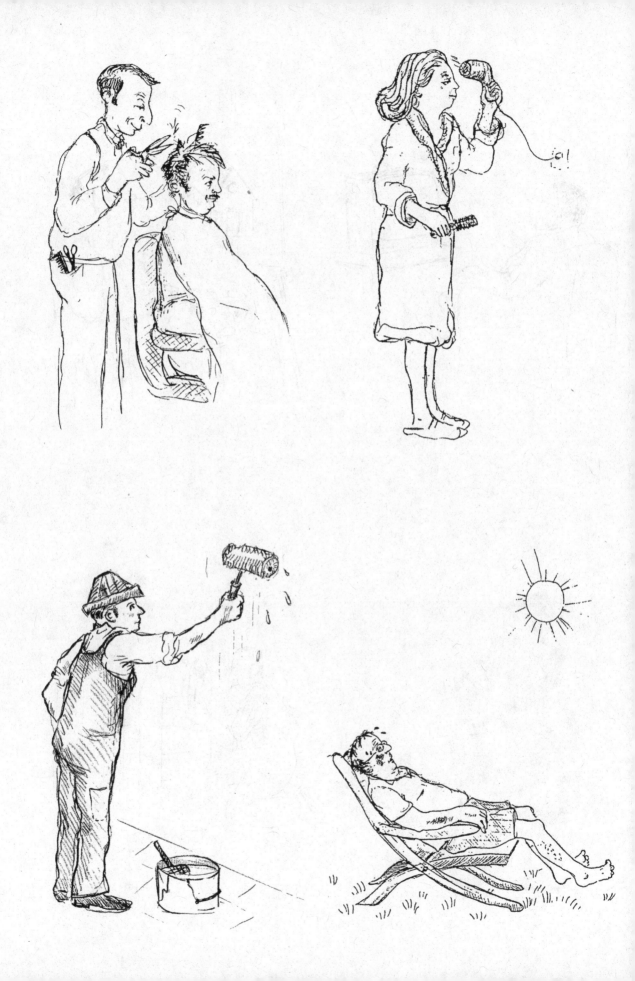

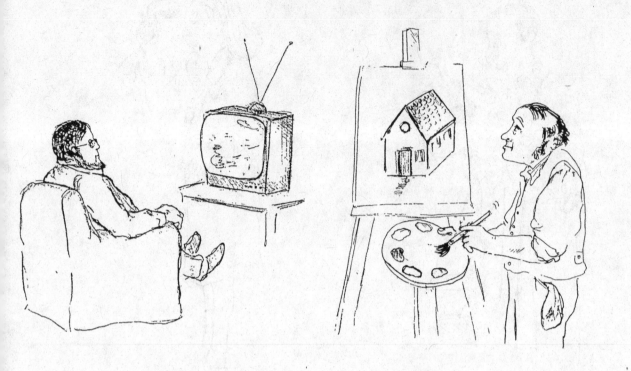

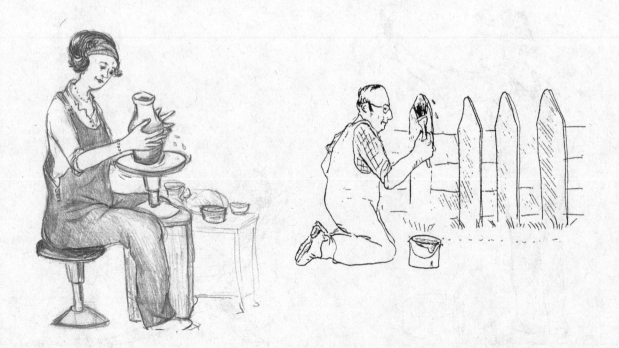

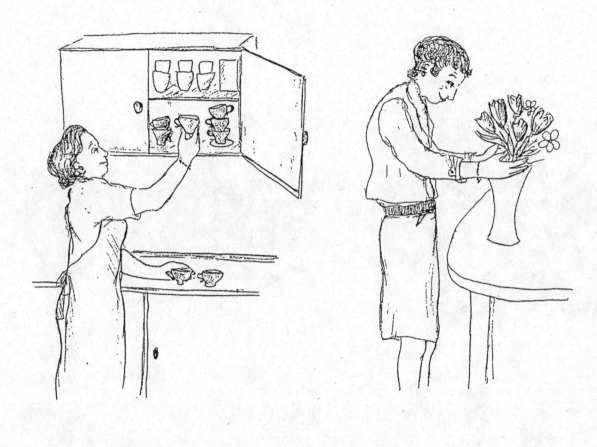

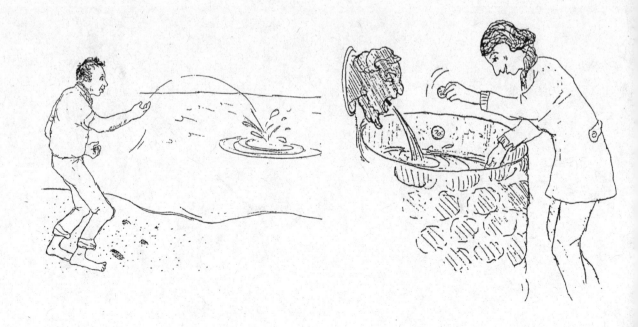

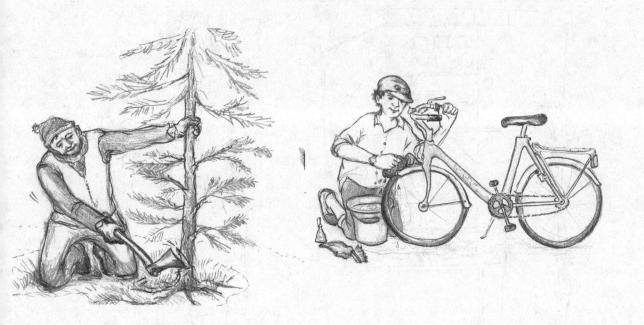

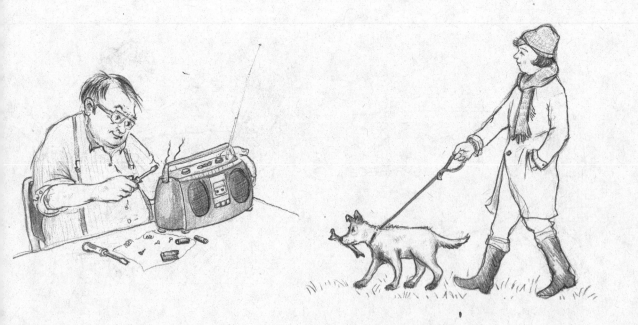

Serviceteil

L. Lutz, *MODAK – Modalitätenaktivierung in der Aphasietherapie*,
DOI 10.1007/978-3-662-48207-0, © Springer-Verlag Berlin Heidelberg 2016

Literatur

Albrecht D, Kahl H (1972) Allerhand. Deutsches Lesewerk, Georg Westermann, Braunschweig

Ashby WR (1952) Design for a brain. Chapman & Hall, London

Bauer J (2008[13]) Das Gedächtnis des Körpers. Wie Beziehungen und Lebensstile unsere Gene steuern. Piper, München

Bauer J (2008) Das Gedächtnis des Körpers. Wie Beziehungen und Lebensstile unsere Gene steuern. Piper, München

Bickerton D (2001) Language and Human Behavior, 2nd edn. University of Washington Press, Seattle

Brater J (2005) Kuriose Welt der Zahlen. Eichborn, Frankfurt/M

Butterworth B (1985) Jargon aphasia: processes and strategies. In: Newman ST, Epstein R (eds) Current perspectives in dysphasia. Churchill Livingstone, Edinburgh, pp 61–96

Changeux JP (1984) Der neuronale Mensch. Wie die Seele funktioniert – die Entdeckungen der neuen Gehirnforschung. Rowohlt, Reinbek

Changeux JP (2008) Du vrai, du beau, du bien. Une nouvelle approche neuronale. Odile Jacob, Paris

Damasio A (1994) Descartes' Irrtum. Fühlen, Denken und das menschliche Gehirn. List, München Leipzig

Damasio A (2007) Ich fühle, also bin ich. Die Entschlüsselung des Bewusstseins. List, Berlin

Damasio A (2011) Selbst ist der Mensch. Körper, Geist und die Entstehung des menschlichen Bewusstseins. Siedler, München

Danes D (1970) Zur linguistischen Analyse der Textstruktur. Folia Linguistica 4: 132–146

Dell GS (1986) A spreading-activation theory of retrieval in sentence production. Psychol Rev 93:283-321.

Devlin K (2003[2]) Das Mathe-Gen oder Wie sich das mathematische Denken entwickelt + Warum Sie Zahlen ruhig vergessen können, 2. Aufl. Deutscher Taschenbuch Verlag, München

Dijkstra T, de Smedt K (1996) Computational psycholinguistics. AI and connectionist models of human language processing. Taylor & Frankcis, London

Drösser (2001) Stimmt's? Moderne Legenden im Test. Rowohlt, Reinbek bei Hamburg

Eccles JC (1969) The inhibitory pathways of the central nervous system. Liverpool UP, Liverpool

Eccles JC (1991) Gehirn und Seele. Erkenntnisse der Neurophysiologie. Piper, München

Eccles JC (1994) Wie das Selbst sein Gehirn steuert. Springer, Berlin Heidelberg

Edelmann GM (1993) Unser Gehirn – ein dynamisches System. Die Theorie des neuronalen Darwinismus und die biologischen Grundlagen der Wahrnehmung. Piper, München

Ellis AW, Young AW (1991) Einführung in die kognitive Neuropsychologie. Hans Huber, Bern

Engelkamp J (1991[2]) Das menschliche Gedächtnis. Das Erinnern von Sprache, Bildern und Handlungen. Hogrefe, Göttingen

Eschbach A (2009[3]) Das Buch der Zukunft. roro TB 62357, Hamburg

Fromkin VA (1973) Speech errors as linguistic evidence. Mouton, The Hague

Garrett MF (1980) Levels of processing in sentence production. In: Butterworth B (ed) Language production, vol. 1. Academic Press, London, pp 177–220

Goleman D (1996) Emotionale Intelligenz. Hanser, München

Halliday MAK (1967) Notes on transitivity and theme in English (Part 1 and 2). J Linguistics 3: 37–81, 199–244

Halliday MAK (1968) Notes on transitivity and theme in English (Part 3). J Linguistics 4: 179–215

Halliday MAK (1970) Language Structure and Language Function. In: Lyons (Hrsg) (1970) New Horizons in Linguistics, Penguin, Harmondssworth, S 140-165

Harley TA (1990) Paragrammatism: syntactic disturbance or breakdown of control? Cognition 34: 85–91

Harley TA (2008[3]) The Psychology of language. From data to theory, 3rd edn. Psychology Press, Hove New York

Häusler B (1997) Asphaltierte Hirschkadaver. Die Gurke des Tages. Kiepenhäuer & Witsch, Köln

Hebb D (1949) The organization of behavior. Wiley, New York

Heimannsberg J (1996) Brockhaus! Was so nicht im Lexikon steht. Leipzig, Mannheim

Henning J, Huth L (1975) Kommunikation als Problem der Linguistik. Vandenhoeck & Ruprecht, Göttingen

Hörmann H (1977[2]) Psychologie der Sprache. Springer, Berlin Heidelberg

Hörmann H (1978) Meinen und Verstehen. Grundzüge einer psychologischen Semantik. Suhrkamp, Frankfurt/M

Hüttemann J (1998) Störungen der Zahlenverarbeitung. NAT Verlag, Hofheim

Kahneman D (2012) Schnelles Denken, Langsames Denken. Siedler, München

Kandel E (2006) Auf der Suche nach dem Gedächtnis. Die Entstehung einer neuen Wissenschaft des Geistes. Siedler, München

Kandel E (2014) Das Zeitalter der Erkenntnis. Die Erforschung des Unterbewussten in Kunst, Geist und Gehirn von der Wiener Moderne bis heute (Pantheon-Ausgabe). Siedler, München

Krämer W, Trenkler G (1996) Lexikon der populären Irrtümer. Eichborn, Frankfurt/M.

Krämer W, Trenkler G (1998) Das neue Lexikon der populären Irrtümer. Eichborn, Frankfurt/M.

Lashley KA (1960) In search of the engram. In: Beach FA et al (eds) The neuropsychology of Lashley. Selected papers of KS Lashley, New York Toronto London, pp 478–505

Lembke RE, Andrae-Howe I (1965) Aus dem Papierkorb der Weltpresse. Deutscher Taschenbuch Verlag, München

Lenneberg EH (1972) Biologische Grundlagen der Sprache. Suhrkamp, Frankfurt

Levelt WJM (1989) Speaking. From intention to articulation. The MIT Press, Cambridge, Massachusetts

Liberman AM, Cooper FS, Shankweiler DS, Studdert-Kennedy M (1967) Perception of the speech code. Psychol Rev 74: 431–461

Luria AR (1982) Sprache und Bewusstsein. Volk und Wissen Volkseigener Verlag, Berlin

Luria AR (1992) Das Gehirn in Aktion. Einführung in die Neuropsychologie. Rowohlt, Reinbek

Lutz L (1981) Zum Thema »Thema«. Einführung in die Thema-Rhema-Theorie. Hamburger Buchagentur, Hamburg

Lutz L (2010[4]) Das Schweigen verstehen. Über Aphasie. Springer, Berlin Heidelberg

Lutz L (2010a) Grammatik im Dialog. Therapievorlagen zu MODAK. Prolog, Köln

McClelland JL, Rumelhart DE (1981) An interactive interactivation model of context effects in letter perception. Part I: An account of basic findings'. Psychological Review 5. 375–407

McCrumb R (1998) Mein Jahr Draussen: Berlin Verlag, Berlin

Mickeleit B (1994) Ein Aphasiker erlebt seine Rehabilitation. Erfahrungen nach einer Hirntumor-Operation und Halbseitenlähmung. Reha-Verlag, Bonn

Morton J (1964) A preliminary functional model for language behaviour. In: Oldfield RC, Marshall JC (eds) Language. Penguin, Harmondsworth, pp 147–158

Morton J, Patterson KE (1980) A new attempt at an interpretation, or, an attempt at a new interpretation. In: Coltheart M, Patterson KE, Marshall JC (eds) Deep Dyslexia. pp 91–118

Müller HM (2003) Neurobiologische Grundlagen der Sprachfähigkeit. In: Müller HM, Rickheit G (Hrsg) Neurokognition der Sprache. Stauffenburg Verlag Brigitte Narr, Tübingen, S 57–80

Müller HM, Rickheit G (2003) Neurokognition der Sprache. Stauffenburg Verlag Brigitte Narr, Tübingen

Neppert J, Petursson M (1986) Elemente einer akustischen Phonetik. Buske, Hamburg

Pöppel E (1997) Grenzen des Bewußtseins. Insel, Frankfurt a.M., Leipzig

Pöppel E (2006) Der Rahmen. Ein Blick des Gehirns auf unser Ich. Carl Hanser, München

Pulvermüller F (1996) Neurobiologie der Sprache. Pabst Science Publishers, Lengerich Berlin Düsseldorf Leipzig Riga Scottsdale AZ (USA) Wien Zagreb

Rapp B (2001) The handbook of cognitive neuropsychology. What deficits reveal about the human mind. Psychology Press Taylor & Francis Group, New York London

Rickheit G, Herrmann T, Deutsch W (2003) Psycholinguistik: Ein internationales Handbuch. de Gruyter, Berlin

Roth G (1994) Das Gehirn und seine Wirklichkeit. Kognitive Neurobiologie und ihre philosophischen Konsequenzen. Suhrkamp, Frankfurt

Roth G, Strüber N (2014) Wie das Gehirn die Seele macht. Klett-Cotta, Stuttgart

Rumelhart DE; McClellland JL, the PDP Research Group (1989) Parallel distributed processing, 9th edn. The MIT Press, Cambridge, Mass., London

Schlote W (1988) Sprache und Sprachstörungen – Neuroanatomie und Neurophysiologie. In: Radigk W (Hrsg) Sprache und Sprachstörungen. Neurologie – Sprachheilpädagogik – Linguistik. verlag modernes lernen, Dortmund, S 13–50

Schnitzler S (1995) Das dicke Büttner-Buch. Eulenspiegel-Verlag, Berlin

Sgall P (1974) Zur Stellung der Thema-Rhema-Gliederung in der Sprachbeschreibung. In: Danes F (Hrsg) (1974) Papers on Functional Sentence Perspective. Academia, Prague; S 54-74

Singer W (1993) Synchronization of cortical activity and its putative role in information processing and learning. Annu Rev Physiol 55:349-374

Singer W (1994) Coherence as an organizing principle of cortical functions. Internat Rev Neurobiol 37: 153–183

Spitzer M (1996) Geist im Netz. Modelle für Lernen, Denken und Handeln. Spektrum Akademischer Verlag, Heidelberg Berlin Oxford

Spitzer M (1996) Geist im Netz. Modelle für Lernen, Denken und Handeln. Spektrum, Heidelberg

Spitzer M (2012) Digitale Demenz. Wie wir uns und unsere Kinder um den Verstand bringen. Droemer, München

Stemberger JP (1985) An interactive activation model of language production. In: Ellis AW (ed) Progress in the psychology of language, Vol 1. Erlbaum, London, pp 143–186

Tesak J (1999) Grundlagen der Aphasietherapie. Schulz-Kirchner, Idstein

Tesak J (2006[2]) Einführung in die Aphasiologie, 2. Aufl. Thieme, Stuttgart New York

Ungerer T (1963) Crictor die gute Schlange. Diogenes, Zürich

Weigl E (1979) Beiträge zur neuropsychologischen Grundlagenforschung. In: Peuser G (Hrsg) Studien zur Sprachtherapie. Wilhelm Fink, München, S 88-104

Weigl E (1981) Neuropsychology and Neurolinguistics. Selected Papers. Mouton, The Hague Paris New York

Weigl I (1979) Neuropsychologische und psycholinguistische Grundlagen eines Programms zur Rehabilitierung aphasischer Störungen. In: Peuser G (Hrsg) Studien zur Sprachtherapie. Patholinguistica 4. Wilhelm Fink, München

Weiss S (1997) EEG-Kohärenz und Sprachverarbeitung: Die funktionelle Verkopplung von Gehirnregionen während der Verarbeitung unterschiedlicher Nomina. In: Rickheit G (Hrsg) Studien zur Klinischen Linguistik: Methoden, Modelle, Intervention. Opladen, Westdeutscher Verlag, S 125–146

Weiss S, Müller HM (2003) The Contribution of EEG coherence to the investigation of language. Brain Language 85: 325–343

Weiss S, Rappelsberger P, Schack B, Müller HM (2003) Kohärenz- und Phasenuntersuchungen und ihre Bedeutung für die Untersuchung von Sprachprozessen. In: Müller HM, Rickheit G (Hrsg) Neurokognition der Sprache. Stauffenburg Verlag Brigitte Narr, Tübingen, S 211–258

Wickert U (1998) Über den letzten Stand der Dinge. Wilhelm Heyne, München

Wickert U (2000) Donner-Wetter. Hoffmann und Campe, Hamburg

Wygotski LS (1979) Denken und Sprechen. Fischer Taschenbuch Verlag, Frankfurt/M.

Stichwortverzeichnis

Printed in the United States
By Bookmasters